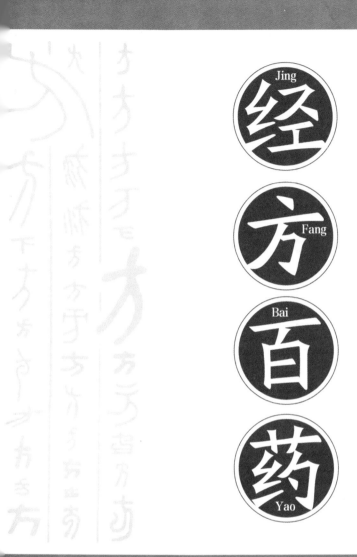

经 Jing
方 Fang
百 Bai
药 Yao

阮时宝 主审

马少丹 苑述刚 编著

海峡出版发行集团

福建科学技术出版社

U0114027

图书在版编目（CIP）数据

经方百药 / 马少丹，苑述刚编著 . —福州：福建科学技术
出版社，2022.9

ISBN 978-7-5335-6769-9

Ⅰ . ①经…　Ⅱ . ①马…　②苑…　Ⅲ . ①经方－研究
Ⅳ . ① R289.2

中国版本图书馆 CIP 数据核字（2022）第 115827 号

书　　名　经方百药
编　　著　马少丹　苑述刚
出版发行　福建科学技术出版社
社　　址　福州市东水路 76 号（邮编 350001）
网　　址　www.fjstp.com
经　　销　福建新华发行（集团）有限责任公司
印　　刷　福州德安彩色印刷有限公司
开　　本　700 毫米 ×1000 毫米　1 / 16
印　　张　14
字　　数　230 千字
版　　次　2022 年 9 月第 1 版
印　　次　2022 年 9 月第 1 次印刷
书　　号　ISBN 978-7-5335-6769-9
定　　价　58.00 元
书中如有印装质量问题，可直接向本社调换

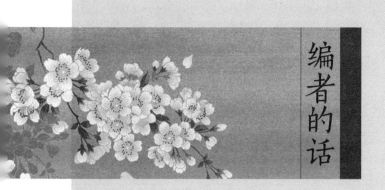

经
方
百
药

《伤寒杂病论》是我国医学史上影响最大的古典医著之一，是中医方药配伍的肇始，也是中国第一部临床治疗学方面的巨著。它集秦汉以来医药理论之大成，是"医方之祖"，创造性地确立了伤寒病 "六经分类"的辨证施治原则，奠定了理、法、方、药的理论基础，其内容极为丰富，形式极为活泼，内涵极为深邃，是阐述复杂性辨证论治思维最为典型的医著，长期以来一直有效地指导着历代医家的临床实践，并对中医药学术的发展产生了重要影响。历代医家都十分重视对其的学习和研究，称其为"启万世之法程，诚医门之圣书"。

《伤寒杂病论》原书佚失后，经王叔和等人收集整理校勘，分编为《伤寒论》和《金匮要略》。

本书采用同类书所鲜见的"经方＋百药"的编排方式，以《伤寒论》和《金匮要略》经方为主线，参照中医药高等院校方剂学教材，选取两书近80首经方，分上下篇，进行组方和用药解析，是为"经方百药"解。上篇为经方解构，展现经方组成、用法原貌和药征，阐述经方主治，辑录整理与经方相关原文，并对组方进行解构和现代应用阐释，便于识记；同时配经典典籍中的临床案例，贴合临床实际应用，便于读者挖掘经方应用规律。下篇为百药图解，对经方常用中药进行图文详解，呈现中药的来源、性味、功效、优质药材特征等，便于读者识药、用药。

　　本书的另一特点是，践行国家对出版深度融合的倡导，扩大优质内容供给，创新内容呈现和传播方式，在下篇"百药图解"中配二维码，该二维码链接国家知识服务平台中医药分平台——中国中药知识港，扫描二维码可呈现中药的扩展信息，如丰富的原植物图、药材图和饮片图、产地、相关验方等，以便读者进行拓展阅读。

　　本书中辑录的《伤寒论》《金匮要略》原文以中医院校现行教材为主要参考，为保留经典原文原貌，仅繁体字径改。书中对经方仍录有其原方用量和用法，以便读者理解经方的配伍意义、结构特点和变化，并为临证用药配伍比例提供参考。同时，根据现代方剂学、中药学及现行中医院校方剂学教材，结合作者临证用药经验，本书括注了经方的现代用量和用法，读者在具体临床应用经方时，其用量和用法应根据地域、气候及患者实际病情、年龄、体质而定。

　　最后希望本书的出版对经方学习、中医临证有所帮助，对经方传承和经方医学的发展有所裨益。

经
方
百
药

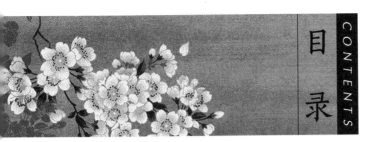

目录 CONTENTS

经方百药

[上篇] 经方解构

二画

十枣汤 2

三画

大青龙汤 4
大建中汤 6
大承气汤 8
大柴胡汤 12
大黄牡丹汤 14
大黄附子汤 16
大黄黄连泻心汤 18
大黄䗪虫丸 20
小青龙汤 22
小建中汤 25
小承气汤 27
小柴胡汤 29
小陷胸汤 33

四画

五苓散 35
乌梅丸 38

五画

甘麦大枣汤 41
四逆汤 43
甘草泻心汤 46
甘草干姜茯苓白术汤（肾
著汤） 48
四逆散 49
生姜泻心汤 51
白头翁汤 53
白虎加人参汤 55
白虎汤 57
瓜蒌薤白白酒汤 59
半夏泻心汤 61
半夏厚朴汤 63

六画

芎归胶艾汤（胶艾汤）...65

当归四逆汤 67

竹叶石膏汤 69

防己黄芪汤 71

七画

麦门冬汤 73

吴茱萸汤 75

附子汤 77

八画

抵当汤 79

苓甘五味姜辛汤 81

肾气丸 83

炙甘草汤（复脉汤）.....86

泽泻汤 88

九画

茵陈五苓散 90

茵陈蒿汤 92

茯苓桂枝白术甘草汤 94

枳实薤白桂枝汤 96

栀子柏皮汤 98

十画

真武汤 100

桂枝甘草龙骨牡蛎汤 102

桂枝加芍药汤 104

桂枝加葛根汤 106

桂枝汤 108

桂枝茯苓丸 111

桃核承气汤 113

柴胡加龙骨牡蛎汤 115

调胃承气汤 117

十一画

理中丸 119

黄土汤 121

黄芩汤 123

黄芪建中汤 125

黄芪桂枝五物汤 128

黄连汤 130

猪苓汤 132

麻子仁丸 134

麻黄汤 136

麻黄杏仁甘草石膏汤 139

麻黄连轺赤小豆汤 141

麻黄细辛附子汤 143

旋覆代赭汤 145

十二画及以上

越婢汤 147

葛根黄芩黄连汤 149

温经汤 151

酸枣仁汤 153

橘皮竹茹汤 155

鳖甲煎丸 157

经
方
百
药

[下篇] 百药图解

二 画

丁　香 160

人　参 160

三 画

干　姜 161

大　枣 161

大　黄 162

山茱萸 162

山　药 163

山　楂 163

川　芎 164

女贞子 164

四 画

天花粉 165

天　麻 165

木　瓜 166

五味子 166

车前子 167

水　蛭 167

牛　膝 168

乌　梅 168

火麻仁 169

五 画

甘　草 170

甘　遂 170

艾　叶 171

石　韦 171

石　膏 172

生地黄 172

生　姜 173

白　术 173

白头翁 174

白　芍 174

瓜　蒌 175

半　夏 175

六 画

地骨皮 176

芒　硝 176

当　归 177

肉苁蓉 177

竹　茹 178

防　己 178

红　花 179

七 画

麦　冬 180

麦　芽 180

赤　芍 181

芫　花 181

芥　子 182

苍耳子 182

芡　实 183

杜　仲 183

连　翘 184

吴茱萸 184

牡丹皮 185

经
方
百
药

牡 蛎 185

辛 夷 186

阿 胶 186

陈 皮 187

附 子 187

八 画

青 蒿 188

苦杏仁 188

知 母 189

泽 泻 189

细 辛 190

九 画

荆 芥 191

茵 陈 191

茯 苓 192

枳 壳 192

枳 实 193

栀 子 193

厚 朴 194

十 画

秦 皮 195

莱菔子 195

桂 枝 196

桃 仁 196

柴 胡 197

射 干 197

高良姜 198

通 草 198

桑白皮 199

十一画

黄 芩 200

黄 芪 200

黄 连 201

黄 柏 201

黄 精 202

菟丝子 202

猪 苓 203

麻 黄 203

旋覆花 204

淡竹叶 204

十二画及以上

款冬花 205

葛 根 205

葶苈子 206

紫苏子 206

紫苏叶 207

紫 菀 207

滑 石 208

蜂 房 208

槟 榔 209

酸枣仁 209

僵 蚕 210

薤 白 210

薏苡仁 211

瞿 麦 211

鳖 甲 212

经方百药

【上篇】

经方解构

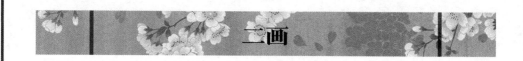

经方百药

十枣汤

《伤寒论》

【歌 诀】	十枣逐水效堪夸，大戟甘遂与芫花，悬饮内停胸胁痛，大腹肿满用无差。
【组 成】	芫花熬　甘遂　大戟各等分
【用 法】	三味等分，各别捣为散。以水一升半，先煮大枣肥者十枚，取八合去滓，内药末。强人服一钱匕，羸人服半钱，温服之，平旦服。若下后病不除者，明日更服，加半钱。得快下利后，糜粥自养（现代用法：三药研细末，或装入胶囊，每次服 0.5～1g，每日 1 次，以大枣 10 枚煎汤送服，清晨空腹服，得快下利后，糜粥自养）。
【功 效】	攻逐水饮。
【主 治】	1.悬饮　咳唾胸胁引痛，心下痞硬，干呕短气，头痛目眩，或胸背掣痛不得息，舌苔白滑，脉沉弦。 2.水肿　一身悉肿，尤以身半以下为重，腹胀喘满，二便不利，脉沉实。

●《伤寒论》相关条文

太阳中风，下利呕逆，表解者，乃可攻之。其人漐漐汗出，发作有时，头痛，心下痞硬满，引胁下痛，干呕短气，汗出不恶寒者，此表解里未和也，十枣汤主之。（152）

●《金匮要略》相关条文

病悬饮者，十枣汤主之。（痰饮咳嗽病脉证并治第十二）

●**临床应用**

1.适用范围　本方常用于渗出性胸膜炎、结核性胸膜炎、肝硬化、慢性肾炎所致的胸水、腹水或全身水肿，以及晚期血吸虫病所致的腹水等中医辨证属于水饮内停里实证者。

2.辨证要点　咳唾胸胁引痛，舌苔白滑，脉沉弦。

3.使用注意　本方服法乃"三药"为末，枣汤送服；"平旦"空腹服之；从小剂量始，据证递加；"得快下利后"，停后服，"糜粥自养"。因其逐水之力峻猛，只宜暂用，不可久服。孕妇忌服。

●**配伍解析**

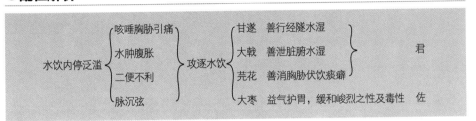

吴昆："芫花之辛能散饮，戟、遂苦能泄水。又曰：甘遂能直达水饮所结之处。三药皆峻利，故以大枣以益土，此戍衣之后而发巨桥之意也。是方也，惟壮实者，能用之；虚羸之人，未可轻举也。"（《医方考》）

●**药理研究**

本方在降低恶性胸腹水中血管内皮生长因子方面与传统化疗药物 5-氟尿嘧啶（5-fluorouracil，5-Fu）效果相当，但在延长生存期，减少胸腹水等方面则更优于 5-Fu[1]；本方还有改善肺纤维化[2]等作用。

◇**参考文献**

[1]肖曼丽．十枣汤治疗小鼠恶性胸腹水的实验研究及临床观察［D］．武汉：湖北中医学院，2007.

[2]宋启兰．十枣汤对肺纤维化大鼠模型肺组织中 TNF-α 和 TGF-Pi 表达的影响［D］．青岛：青岛大学，2014.

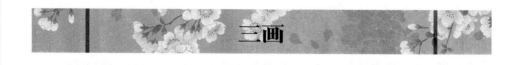

大青龙汤

《伤寒论》

【歌 诀】	大青龙汤桂麻黄，杏草石膏姜枣藏，伤寒无汗兼烦躁，解表清里法为良。
【组 成】	麻黄去节，六两（12g）　桂枝去皮，二两（6g）　甘草炙，二两（6g） 杏仁去皮尖，四十枚（6g）　生姜切，三两（9g）　大枣擘，十二枚（3g） 石膏碎，如鸡子大（18g）
【用 法】	上七味，以水九升，先煮麻黄，减二升，去上沫，纳诸药，煮取三升，去滓。温服一升，取微似汗。汗出多者，温粉扑之。一服汗者，停后服，若复服，汗多亡阳，遂虚，恶风，烦躁，不得眠也（现代用法：水煎服）。
【功 效】	发汗解表，兼清里热。
【主 治】	1.外感风寒，内有郁热证　恶寒发热，头身疼痛，不汗出而烦躁，脉浮紧。 2.溢饮　身体疼重，或四肢浮肿，恶寒身热，无汗，烦躁，脉浮紧。

● 《伤寒论》相关条文

　　太阳中风，脉浮紧，发热恶寒，身疼痛，不汗出而烦躁者，大青龙汤主之。若脉微弱，汗出恶风者，不可服之。服之则厥逆，筋惕肉瞤，此为逆也。（38）

　　伤寒脉浮缓，身不疼但重，乍有轻时，无少阴证者，大青龙汤发之。（39）

● 《金匮要略》相关条文

　　病溢饮者，当发其汗，大青龙汤主之，小青龙汤亦主之。（痰饮咳嗽病脉证并治第十二）

● **临床应用**

1. 适用范围　常用于普通感冒、流行性感冒、支气管炎、支气管哮喘、过敏性鼻炎、急性风湿性关节炎、急性肾炎水肿等中医辨证属外寒里热者。

2. 辨证要点　以恶寒发热，无汗，烦躁，脉浮紧为辨证要点。

3. 使用注意　本方发汗之力极强，故一服得汗者，应停后服，以防过剂，"汗出多者，温粉扑之"；脉微弱而汗出恶风者禁用。

● **配伍解析**

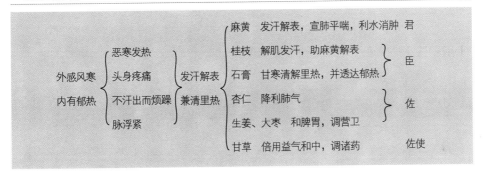

本方系由麻黄汤倍用麻黄、甘草，减少杏仁用量，再加石膏、生姜、大枣而成。麻黄得石膏，辛温发表而无助热之弊；石膏得麻黄，甘寒清热而无冰伏之虞，两药相配，一散表寒，一清里热，为发表清里之组合。诸药同用，寒温并用，表里同治，发汗解表，兼清里热，收表里双解之效。

● **药理研究**

本方具有增强免疫[1]、抗病毒[2]、免疫调节、抗感染[3]、控制哮喘发作[4]等作用。

◇ **参考文献**

[1] 肖佩玉，万正兰，黄际薇，等. 大青龙汤对流感病毒感染小鼠血清与肺组织中免疫因子的影响研究[J]. 中华医院感染学杂志，2016（3）：537-539.

[2] 戴琪，邱千，邵晓虹，等. 大青龙汤抗病毒有效物质部位血清药化研究[J]. 中国医院药学杂志，2014，34（11）：902-905.

[3] 郭大斌，陈丽，雷永珍，等. 大青龙汤联合西药治疗败血症的临床研究[J]. 中华中医药学刊，2014，32（5）：1216-1218.

[4] 许佩群，余德奎，许双虹，等. 穴位贴敷联合大青龙汤治疗小儿哮喘外寒内热证的临床研究[J]. 广州中医药大学学报，2014（5）：752-755.

大建中汤

《金匮要略》

【歌　诀】	大建中汤建中阳，蜀椒干姜参饴糖，阴盛阳虚腹冷痛，温补中焦止痛强。
【组　成】	蜀椒炒去汗，二合（6g）　干姜四两（12g）　人参二两（6g）
【用　法】	上三味，以水四升，煮取二升，去滓，内饴糖一升（30g），微火煮取一升半，分温再服，如一炊顷，可饮粥二升，后更服，当一日食糜，温覆之（现代用法：水煎服，饴糖冲服）。
【功　效】	温中补虚，缓急止痛。
【主　治】	中阳虚衰，阴寒内盛之脘腹疼痛。心胸中大寒痛，呕不能食，腹中寒，上冲皮起出现有头足，上下痛而不可触近，舌苔白滑，脉细沉紧，甚则肢厥脉伏。

●《金匮要略》相关条文

心胸中大寒痛，呕不能饮食，腹中寒，上冲皮起，出见有头足，上下痛而不可触近，大建中汤主之。（腹满寒疝宿食病脉证治第十）

●临床应用

1. 适用范围　本方常用于胃肠痉挛、肠粘连、肠疝气、肠管狭窄、肠道蛔虫性梗阻、胃扩张、胃下垂、胰腺炎、阑尾炎、腹膜炎、肾结石等中医辨证属中阳衰弱，阴寒内盛者。

2. 辨证要点　腹痛连及胸脘，痛势剧烈，呕不能食，舌淡苔白滑，脉沉紧。

3. 使用注意　实热内结、湿热积滞、或阴虚血热而致腹痛忌用本方。

●配伍解析

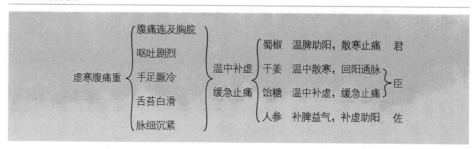

本方纯用辛甘，四药配伍，共奏补虚缓急、散寒止痛之效；温补兼施，温中以散阴寒，补虚以建中，但以温为主。

●药理研究

本方主要有止痛[1-2]、改善肠系膜微循环[3]、促进消化道收缩运动[4]、改善脾阳虚证[5-7]的作用。

◇参考文献

[1] 武静，黄顺.大建中汤对脾阳虚腹痛大鼠 CaMK II mRNA 的影响 [J].江西中医药，2015（8）：23-25.

[2] 武静.大建中汤对脾阳虚疼痛大鼠 COX-2 mRNA 及蛋白和 CaMK II mRNA 的影响 [J].广州中医药大学学报，2016（1）：71-75.

[3] 陈学习，陈继婷，翟信长，等.大建中汤对脾阳虚大鼠肠系膜微循环功能的影响 [J].辽宁中医杂志，2002，29（10）：632-633.

[4] 金学林，张淼.十二指肠和空肠内注入大建中汤对活体动物消化道收缩运动的影响 [J].中国中西医结合消化杂志，2014，22（7）：374-376.

[5] 王慧，武静，陈继婷，等.脾阳虚大鼠下丘脑星形胶质细胞 GFAP 和小胶质细胞 OX42 的表达及大建中汤的干预作用 [J].时珍国医国药，2013，24（2）：304-305.

[6] 蒋鹤飞，武静，陈继婷，等.Bcl-2 和 Bax 在脾阳虚大鼠下丘脑组织中的表达和大建中汤的干预作用 [J].时珍国医国药，2012，23（11）：2716-2717.

[7] 陈学习.大建中汤对脾阳虚大鼠 TXB2 及 6-Keto-PGF1α 的影响 [J].江苏中医药，2003，24（2）：49-50.

大承气汤

《伤寒论》

【歌　诀】	大承气汤用硝黄，配以枳朴泻力强，阳明腑实真阴灼，急下存阴第一方。
【组　成】	大黄酒洗，四两（12g）　厚朴去皮，炙，半斤（24g）　枳实炙，五枚（12g） 芒硝三合（9g）
【用　法】	上四味，以水一斗，先煮二物，取五升，去滓，内大黄，更煮取二升，去滓，内芒硝，更上微火一两沸，分温再服。得下，余勿服（现代用法：水煎服，先煎枳实、厚朴，后下大黄，溶服芒硝）。
【功　效】	峻下热结。
【主　治】	1.阳明腑实证　大便不通，频转矢气，脘腹痞满，腹痛拒按，按之硬，甚或潮热谵语，手足濈然汗出，舌苔黄燥起刺，或焦黑燥裂，脉沉实。 2.热结旁流证　下利清水，色纯青，其气臭秽，脐腹疼痛，按之坚硬有块，口舌干燥，脉滑实。 3.里实热证　里实热证而见热厥、痉病、发狂者。

● 《伤寒论》相关条文

　　阳明病，脉迟，虽汗出不恶寒者，其身必重，短气腹满而喘，有潮热者，此外欲解，可攻里也。手足濈然汗出者，此大便已硬也，大承气汤主之；若汗多，微发热恶寒者，外未解也，其热不潮，未可与承气汤；若腹大满不通者，可与小承气汤，微和胃气，勿令至大泄下。（208）

　　阳明病，潮热，大便微硬者，可与大承气汤，不硬者不可与之。若不大便六七日，恐有燥屎，欲知之法，少与小承气汤，汤入腹中，转失气者，此有燥屎也，乃可攻之。若不转失气者，此但初头硬，后必溏，不可攻之，攻之必胀满不能食也。欲饮水者，与水则哕。其后发热者，必大便复硬而少也，以小承气汤和之。不转失气者，慎不可攻也。（209）

伤寒，若吐、若下后不解，不大便五六日，上至十余日，日晡所发潮热，不恶寒，独语如见鬼状。若剧者，发则不识人，循衣摸床，惕而不安，微喘直视，脉弦者生，涩者死。微者，但发热谵语者，大承气汤主之。若一服利，则止后服。（212）

阳明病，谵语，有潮热，反不能食者，胃中必有燥屎五六枚也；若能食者，但硬耳。宜大承气汤下之。（215）

汗出谵语者，以有燥屎在胃中，此为风也。须下者，过经乃可下之。下之若早，语言必乱，以表虚里实故也。下之愈，宜大承气汤。（217）

二阳并病，太阳证罢，但发潮热，手足漐漐汗出，大便难而谵语者，下之则愈，宜大承气汤。（220）

阳明病，下之，心中懊憹而烦，胃中有燥屎者，可攻。腹微满，初头硬，后必溏，不可攻之。若有燥屎者，宜大承气汤。（238）

病人不大便五六日，绕脐痛，烦躁，发作有时者，此有燥屎，故使不大便也。（239）

病人烦热，汗出则解，又如疟状，日晡所发热者，属阳明也。脉实者，宜下之；脉浮虚者，宜发汗。下之与大承气汤，发汗宜桂枝汤。（240）

大下后，六七日不大便，烦不解，腹满痛者，此有燥屎也。所以然者，本有宿食故也，宜大承气汤。（241）

病人小便不利，大便乍难乍易，时有微热，喘冒不能卧者，有燥屎也，宜大承气汤。（242）

得病二三日，脉弱，无太阳、柴胡证，烦躁，心下硬。至四五日，虽能食，以小承气汤，少少与，微和之，令小安，至六日，与承气汤一升。若不大便六七日，小便少者，虽不能食，但初头硬，后必溏，未定成硬，攻之必溏；须小便利，屎定硬，乃可攻之，宜大承气汤。（251）

伤寒六七日，目中不了了，睛不和，无表里证，大便难，身微热者，此为实也，急下之，宜大承气汤。（252）

阳明病，发热汗多者，急下之，宜大承气汤。（253）

发汗不解，腹满痛者，急下之，宜大承气汤。（254）

腹满不减，减不足言，当下之，宜大承气汤。（255）

阳明少阳合病，必下利，其脉不负者，为顺也。负者，失也，互相克贼，名为负也。脉滑而数者，有宿食也，当下之，宜大承气汤。（256）

少阴病，得之二三日，口燥咽干者，急下之，宜大承气汤。（320）

少阴病，自利清水，色纯青，心下必痛，口干燥者，可下之，宜大承气汤。（321）

少阴病，六七日，腹胀不大便者，急下之，宜大承气汤。（322）

●《金匮要略》相关条文

痉为病，胸满口噤，卧不着席，脚挛急，必齘齿，可与大承气汤。（痉湿暍病脉证第二）

腹满不减，减不足言，当须下之，宜大承气汤。（腹满寒疝宿食病脉证治第十）

下利，三部脉皆平，按之心下坚者，急下之，宜大承气汤。（呕吐哕下利病脉证治第十七）

下利，脉迟而滑者，实也，利未欲止，急下之，宜大承气汤。（呕吐哕下利病脉证治第十七）

下利，脉反滑者，当有所去，下乃愈，宜大承气汤。（呕吐哕下利病脉证治第十七）

下利已差，至其年月日时复发者，以病不尽故也，当下之，宜大承气汤。（呕吐哕下利病脉证治第十七）

病解能食，七八日更发热者，此为胃实，大承气汤主之。（妇人产后病脉证治第二十一）

产后七八日，无太阳证，少腹坚痛，此恶露不尽，不大便，烦躁发热，切脉微实，再倍发热，日晡时烦躁者，不食，食则谵语，至夜即愈，宜大承气汤主之。热在里，结在膀胱也。（妇人产后病脉证治第二十一）

●临床应用

1. 适用范围　本方常用于急性菌痢、急性阑尾炎、肠梗阻（急性单纯性肠梗阻、粘连性肠梗阻、蛔虫性肠梗阻）、急性胆囊炎、急性胰腺炎、幽门梗阻、充血性头痛，以及某些热性病过程中出现的高热、神昏谵语、惊厥、发狂等中医辨证属阳明腑实证者。

2. 辨证要点　以大便不通，脘腹胀痛拒按，舌苔黄燥起刺，甚则焦黑燥裂，脉沉实为辨证要点，即痞、满、燥、实的阳明腑实证。

3. 使用注意　本方为泻下峻剂，故孕妇忌用，体虚、年老体弱者慎用，得效则止。

●配伍解析

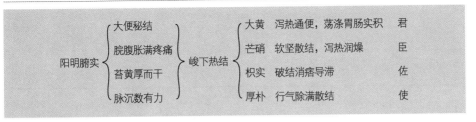

《伤寒论条辨》云："全方峻泻、润燥，下气并重，承顺胃气下行之特点，且作用峻猛，故名曰'大承气'。"

●药理研究

本方主要有增强胃肠运动[1]、抑菌抗炎[2]、改善肝脏[3]、肺脏[4]功能等作用。

●典型医案

陆祖愚治顾玉严，年六十，患伤寒，服药头疼骨痛已除，身热烦躁，兼发赤斑而狂。诊之，六脉沉数有力。目瞪直视，噤不出声，舌黑芒刺，四肢冰冷。询其大便，二十日不行。谓年虽高，脉尚有神，力任无事。投大承气汤。目闭昏沉，咸谓决死。一二时顷腹中鸣响，去燥屎若干，诸证脱然。仅存一息，改用人参、麦冬、归、芍、芪、术调理而安。（《续名医类案》）

◇参考文献

[1] 李德维，王长森. 大承气汤对急性坏死性胰腺炎肠道推进功能变化的影响 [J]. 大连医科大学学报，2012（5）：455-457.

[2] 黄保民，李颖，马仲丽，等. 大承气汤对里实热证大鼠胃肠激素 GAS、MTL、VIP、NT 的影响 [J]. 北京中医药大学学报，2012（10）：683-687.

[3] 王春妍，杨世忠，迟宝荣. 大承气汤对急性肝损伤大鼠肠源性内毒素血症生物学效应的阻断作用 [J]. 中西医结合肝病杂志，2006，16（6）：356-358.

[4] 李玉梅，卫洪昌，汪东颖. 大承气汤治疗大鼠内毒素性 ARDS 的疗效分析及免疫调节机制研究 [J]. 中国病理生理杂志，2009，25（10）：2027-2032.

大柴胡汤

《金匮要略》

【歌　诀】	大柴胡汤用大黄，枳实芩夏白芍将，煎加姜枣表兼里，妙法内攻并外攘。
【组　成】	柴胡半斤（15g）　黄芩三两（9g）　芍药三两（9g）　半夏洗，半升（9g） 枳实炙，四枚（9g）　大黄二两（6g）　大枣擘，十二枚（4枚）　生姜切， 五两（15g）
【用　法】	上八味，以水一斗二升，煮取六升，去滓，再煎。温服一升， 日三服（现代用法：水煎2次，去滓，再煎，分2次温服）。
【功　效】	和解少阳，内泻热结。
【主　治】	少阳阳明合病。往来寒热，胸胁苦满，呕不止，郁郁微烦，心 下痞硬，或心下急痛，大便不解或协热下利，舌苔黄，脉弦数 有力。

●《伤寒论》相关条文

伤寒发热，汗出不解，心中痞硬，呕吐而下利者，大柴胡汤主之。（156）

●《金匮要略》相关条文

按之心下满痛者，此为实也，当下之，宜大柴胡汤。（腹满寒疝宿食病脉证治第十）

●临床应用

1.适用范围　本方常用于急性胰腺炎、急性胆囊炎、胆石症、胃及十二指肠溃疡等中医辨证属少阳阳明合病者。

2.辨证要点　往来寒热，胸胁苦满，呕不止，郁郁微烦，心下痞硬，大便不解，苔黄，脉弦数有力。

●配伍解析

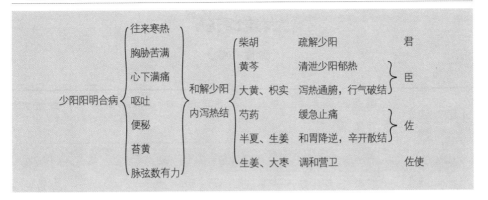

少阳阳明合病

- 往来寒热
- 胸胁苦满
- 心下满痛
- 呕吐
- 便秘
- 苔黄
- 脉弦数有力

和解少阳
内泻热结

柴胡	疏解少阳	君
黄芩	清泄少阳郁热	臣
大黄、枳实	泻热通腑，行气破结	臣
芍药	缓急止痛	佐
半夏、生姜	和胃降逆，辛开散结	佐
生姜、大枣	调和营卫	佐使

诸药合用，既不悖少阳禁下原则，又可和解少阳，内泻热结，使少阳与阳明之邪得以分解。本方较专于和解少阳一经的小柴胡汤力量更大，故名之曰"大柴胡汤"。

●药理研究

本方主要有调整脂质代谢、抑制血管壁平滑肌细胞表型改变[1]、减轻阻塞性黄疸致大鼠肝损伤的程度[2]、降低毛细血管通透性[3]等作用。

●典型医案

羽流蒋尊病，其初心烦喜呕，往来寒热。医初以小柴胡汤与之，不除。予诊之曰：脉洪大而实，热结在里，小柴胡汤安能除也。仲景云：伤寒十余日，热结在里，复往来寒热者，与大柴胡汤。二服而病除。（《伤寒九十论》）

◇参考文献

［1］王凤荣，刘彤，郑娴，等．大柴胡汤对高脂饮食所致兔动脉粥样硬化的保护作用［J］．中西医结合心脑血管病杂志，2007，5（1）：36-38.

［2］李林，王茂材，罗赤苗，等．大柴胡汤联合运动对阻塞性黄疸大鼠肝脏炎症细胞因子的影响［J］．中国运动医学杂志，2011，30（9）：836-841.

［3］陈亚峰，奉典旭，陈腾，等．大柴胡汤对急性坏死性胰腺炎大鼠胰腺水通道蛋白1的作用［J］．中华中医药杂志，2012，27（5）：1438-1442.

大黄牡丹汤

《金匮要略》

【歌　诀】	金匮大黄牡丹汤，桃仁瓜子芒硝裹，肠痈初起腹按痛，苔黄脉数服之康。
【组　成】	大黄四两（12g）　丹皮一两（3g）　桃仁五十个（9g）　冬瓜仁半升（30g）　芒硝三合（9g）
【用　法】	以水六升，煮取一升，去滓，内芒硝，再煎沸，顿服之（现代用法：水煎服）。
【功　效】	泻热破瘀，散结消肿。
【主　治】	肠痈初起，湿热瘀滞证。右下腹疼痛拒按，或右足屈伸痛甚，甚则局部肿痞，小便自调，或时时发热，自汗恶寒，舌苔薄腻而黄，脉滑数。

●《金匮要略》相关条文

　　肠痈者，少腹肿痞，按之即痛如淋，小便自调，时时发热，自汗出，复恶寒。其脉迟紧者，脓未成，可下之，当有血。脉洪数者，脓已成，不可下也。大黄牡丹汤主之。（疮痈肠痈浸淫病脉证并治第十八）

●临床应用

　　1.适用范围　本方常用于急性单纯性阑尾炎、肠梗阻、急性胆道感染、胆道蛔虫病、胰腺炎、结石性胆道感染合并中毒性休克、急性坏死性胰腺炎、妇科急性盆腔炎、输卵管结扎后感染等中医辨证属于湿热血瘀者。

　　2.辨证要点　右下腹疼痛拒按，右足屈伸痛甚，舌苔薄腻而黄，脉滑数。

　　3.使用注意　肠痈溃后及老人、孕妇、新产后者，均应忌用。

●配伍解析

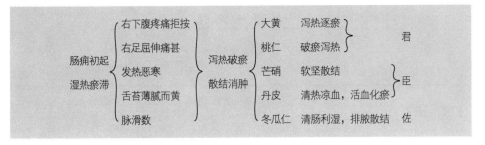

综观全方，由苦寒泻下、清热除湿、活血化瘀三类药物组成，诸药合用，使湿热清、瘀滞散、肠腑通、痈脓除、痈痛止，则诸症自平。

●药理研究

本方主要有调节免疫功能[1]、提高机体对氧自由基的清除力[2]等作用。

◇参考文献

[1] 周成梅. 大黄牡丹汤对溃疡性结肠炎小鼠免疫功能的影响[D]. 广州：广州中医药大学，2006.

[2] 张延英，舒畅，蔡兴，等. 大黄牡丹汤组方对急性胰腺炎模型大鼠炎症反应及氧化应激水平的影响[J]. 实验动物科学，2014，31（5）：24-26.

大黄附子汤
《金匮要略》

【歌　诀】	大黄附子细辛汤，胁下寒凝偏痛方，冷积内停实证除，温下寒实可复康。
【组　成】	大黄三两（9g）　附子炮，三枚（12g）　细辛二两（3g）
【用　法】	以水五升，煮取二升，分温三服。若强人煮取二升半，分温三服。服后如人行四五里，进一服（现代用法：水煎服）。
【功　效】	温里散寒，通便止痛。
【主　治】	寒积里实证。腹痛便秘，胁下偏痛，发热，畏寒肢冷，舌苔白腻，脉弦紧。

●《金匮要略》相关条文

胁下偏痛，发热，其脉紧弦，此寒也，以温药下之，宜大黄附子汤。（腹满寒疝宿食病脉证治第十）

●临床应用

1. 适用范围　本方常用于急性阑尾炎、急性肠梗阻、睾丸肿痛、胆绞痛、胆囊术后综合征、慢性痢疾、尿毒症等中医辨证属寒积里实者。

2. 辨证要点　腹痛便秘，畏寒肢冷，苔白腻，脉弦紧。

3. 使用注意　实热或阳亢者不能使用。

●配伍解析

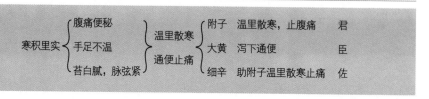

大黄性味虽属苦寒，但配伍附子、细辛之辛散大热之品，则寒性被制而泻下之功犹存，为去性取用之法，三药合用终成温散寒凝，苦辛通降之剂，共奏温下之功。

●药理研究

本方主要有增强肠蠕动及促进排便作用[1]、降低重症急性胰腺炎细胞促炎因子与抗炎因子[2]、减低血尿素氮和肌酐[3]等作用。

◇参考文献

[1] 王岚，彭成，郭力．附子大黄配伍对阳虚便秘动物的治疗作用及其机制研究 [J]．中国中西医结合消化杂志，2006，14（2）：82.

[2] 路小光，战丽彬，曲明阳，等．大黄附子汤对重症急性胰腺炎大鼠细胞因子的影响 [J]．中国中西医结合急救杂志，2004，11（6）：352.

[3] 陈伟平，刘笑云，韦继政，等．大黄附子汤灌肠治疗慢性肾功能衰竭20例总结 [J]．湖南中医杂志，2005，21（4）：13.

大黄黄连泻心汤

《伤寒论》

【歌　诀】	大黄黄连泻心汤，热结心下之痞证，烦狂火热兼痞闷，以泻代清此方功。
【组　成】	大黄二两（6g）　黄连一两（3g）
【用　法】	以麻沸汤二升渍之，须臾绞去滓，分温再服（现代用法：水煎服）。
【功　效】	泻火解毒，燥湿泄痞。
【主　治】	热结心下之痞证。邪火内炽，迫血妄行所致吐血、衄血；湿热内蕴之黄疸，见胸痞烦热；或积热上冲所致目赤目肿，口舌生疮；或外科疮疡，心胸烦热，大便干结，舌红苔黄，脉数有力。

● **《伤寒论》相关条文**

　　心下痞，按之濡，其脉关上浮者，大黄黄连泻心汤主之。（154）

　　伤寒大下后，复发汗，心下痞，恶寒者，表未解也，不可攻痞，当先解表，表解乃可攻痞。解表宜桂枝汤，攻痞宜大黄黄连泻心汤。（164）

● **临床应用**

　　1.适用范围　本方常用于败毒症、上消化道出血、胃炎、大叶性肺炎、痤疮等中医辨证属热邪结于心下或火热迫血妄行者。

　　2.辨证要点　心下痞，舌红苔黄，脉数。

　　3.使用注意　本方为大苦大寒之剂，久服或过量易伤脾胃，非火盛者不宜使用。

● **配伍解析**

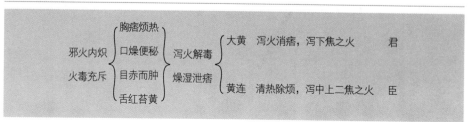

方中大黄泻下通便，泻火消痞，导热下行，使热从大便而去，体现了"以泻代清"之法。

●药理研究

本方主要有抗幽门螺杆菌[1]、抗溃疡[2]等作用。

◇参考文献

[1] 梁雪. 泻心汤免煎剂治疗幽门螺杆菌感染的临床疗效 [J]. 中国中西医结合消化杂志，2005，13（2）：115-117.

[2] 李冀，谢田，于海，等. 大黄黄连泻心汤、理中丸对消炎痛型及水浸应激型胃溃疡寒热证模型大鼠血清 NO 和 ET 含量的影响 [J]. 时珍国医国药，2011，22（8）：1862-1864.

大黄䗪虫丸

《金匮要略》

【歌　诀】	大黄䗪虫甘草芩，桃仁杏仁地芍药，虻虫漆蛴与水蛭，缓中补虚消癥积。
【组　成】	大黄蒸，十分（75g）　黄芩二两（60g）　甘草三两（90g）　桃仁一升（60g）　杏仁一升（60g）　芍药四两（120g）　干地黄十两（300g）　干漆一两（30g）　虻虫一升（60g）　水蛭百枚（60g）　蛴螬一升（60g）　䗪虫半升（30g）
【用　法】	上十二味，末之，炼蜜和丸小豆大，酒饮服五丸（3g），日三服（现代用法：将蛴螬另串；桃仁、杏仁另研成泥。其余9味共研为细粉，过罗，与桃仁等混合均匀，共为细粉。炼蜜为丸，每粒3g，蜡皮封固。每服1丸，温开水或酒送服）。
【功　效】	祛瘀生新。
【主　治】	五劳虚极，干血内停证。形体羸瘦，少腹挛急，腹痛拒按，或按之不减，腹满食少，肌肤甲错，两目无神，目眶暗黑，舌有瘀斑，脉沉涩或弦。

●《金匮要略》相关条文

五劳虚极羸瘦，腹满不能饮食，食伤、忧伤、饮伤、房劳伤、饥伤、劳伤、经络荣卫气伤，内有干血，肌肤甲错，两目黯黑。缓中补虚，大黄䗪虫丸主之。（血痹虚劳病脉证并治第六）

●临床应用

1. 适用范围　本方常用于良性肿瘤、妇女瘀血经闭、腹部手术后之粘连性疼痛、肝脾肿大、肝硬化、子宫肌瘤、结核性腹膜炎、食管静脉曲张等中医辨证属于五劳虚极，干血内停者。治疗上述诸疾，久服方可取效。

2. 辨证要点　形体羸瘦，肌肤甲错，两目暗黑，舌有瘀斑，脉涩。

3. 使用注意　孕妇禁用。

●配伍解析

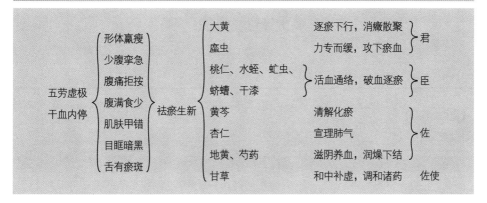

本方治疗虚劳属实中夹虚之证。瘀虽由虚而起，但瘀积已甚，瘀血不去，则新血不生，正气无由恢复，故本方以祛瘀为主，辅以扶正之品，使瘀去新生，则病自痊愈。亦即《金匮要略》所言"缓中补虚"。五劳虚极之人，不宜猛攻，故用丸剂，以渐消缓散为妥。

●药理研究

本方主要具有抑制血栓形成[1]、活化纤溶系统[2]的作用。

◇参考文献

［1］丁宁，张梅，张琳丽，等.大黄䗪虫丸对血脂异常大鼠血栓素B_2和6-酮-前列腺素1α的影响［J］.中国老年学杂志，2014，19：5494-5496.

［2］赵小青，吴艺锋，杨四萍，等.《金匮要略》经方组合对高血脂模型大鼠血脂及血液流变学指标的影响［J］.中国实验方剂学杂志，2012，3：190-192.

小青龙汤

《伤寒论》

【歌　诀】	小青龙汤治水饮，外寒里饮咳喘谓，姜桂麻黄芍药甘，细辛半夏兼五味。
【组　成】	麻黄去节，三两（9g）　芍药三两（9g）　细辛三两（6g）　干姜三两（9g） 甘草炙，三两（6g）　桂枝去皮，三两（9g）　半夏汤洗，半升（9g） 五味子半升（6g）
【用　法】	上八味，以水一斗，先煮麻黄，减二升，去上沫，纳诸药，煮取三升，去滓，温服一升（现代用法：水煎服，温服）。
【功　效】	解表散寒，温肺化饮。
【主　治】	外寒里饮证。恶寒发热，头身疼痛，无汗，喘咳，痰涎清稀而量多，胸痞，或干呕，或痰饮喘咳，不得平卧，或身体疼重，头面四肢浮肿，舌苔白滑，脉浮。

●《伤寒论》相关条文

伤寒表不解，心下有水气，干呕发热而咳，或渴，或利，或噎，或小便不利、少腹满，或喘者，小青龙汤主之。（40）

伤寒心下有水气，咳有微喘，发热不渴。服汤已，渴者，此寒去欲解也。小青龙汤主之。（41）

●《金匮要略》相关条文

病溢饮者，当发其汗，大青龙汤主之，小青龙汤亦主之。（痰饮咳嗽病脉证并治第十二）

咳逆倚息不得卧，小青龙汤主之。（痰饮咳嗽病脉证并治第十二）

妇人吐涎沫，医反下之，心下即痞，当先治其吐涎沫，小青龙汤主之；涎沫止，乃治痞，泻心汤主之。（妇人杂病脉证并治第二十二）

●临床应用

1. 适用范围　目前本方主要用于呼吸系统、循环系统、消化系统及过敏性疾病的治疗。常用于支气管炎、支气管哮喘、肺炎、百日咳、肺心病（肺源性心脏病）、过敏性鼻炎、卡他性结膜炎、卡他性中耳炎等中医辨证属于外寒里饮证者。

2. 辨证要点　恶寒发热，无汗，喘咳，痰涎清稀而量多，苔白滑，脉浮。

3. 使用注意　宜早期短期应用，症状控制后应适当调整方性，不宜长期应用；不宜用于久咳虚劳病人，以防伤津耗阴；不宜用于干咳无痰或痰热证或阴虚体质者。

●配伍解析

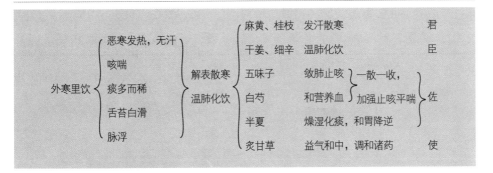

本方一以麻黄、桂枝解散在表之风寒，配白芍酸寒敛阴，制麻、桂而使散中有收；二以干姜、细辛、半夏温化在肺之痰饮，配五味子敛肺止咳，令开中有合，使之散不伤正，收不留邪。五味子敛肺止咳、芍药和营养血，一散一收，既可增强止咳平喘之功，又可防辛散温燥之品耗伤肺气。处方配伍严谨，散中有收，开中有合，使风寒解，水饮去，宣降复，则诸症自平。

●药理研究

本方具有解痉平喘[1]、抗过敏[2]、解热抑菌[3]、抗病毒[4]等作用。

●典型医案

邻村李某某，三十余，得外感痰喘证，求为延医。其人体丰，素有痰饮，偶因感冒风寒，遂致喘促不休，表里俱无大热，而精神不振，略一合目即昏昏如睡，胸膈又似满闷，不能饮食，舌苔白腻，其脉滑而濡，至数如常。投以散风清火利痰之剂，数次无效。继延他医数人延医，皆无效。迁延日久，势渐危险，复商治于愚。愚谂一老医皮某某，年近八旬，隐居渤海之滨，为之介绍延至。诊视毕，曰："此易治，小青龙汤证也。"遂开小青龙汤原方，加杏仁三钱，仍用麻黄一钱。一剂喘定。继用苓桂术甘汤加天冬、浓朴，服两剂痊愈。（《医学衷中参西录》）

◇参考文献

[1] 郑忻.小青龙汤治疗支气管哮喘急性发作期临床疗效观察 [J].辽宁中医药大学学报，2012，14（6）：156-159.

[2] 王维赋，谭晓梅，梁少瑜，等.麻黄附子细辛汤和小青龙汤对过敏性鼻炎豚鼠作用的研究 [J].中国实验方剂学杂志，2011，17（7）：176-178.

[3] 莫纲，王明波，刘浪琪，等.加味小青龙汤治疗流感样病25例临床观察 [J].中医杂志，2010，51（增刊1）：159-160.

[4] 王菊霞，辛晓卉.小青龙汤加减治疗呼吸道合胞病毒感染的临床观察 [J].辽宁中医药大学学报，2010，12（2）：130-131.

小建中汤

《伤寒论》

【歌　诀】	小建中汤君饴糖，方含桂枝加芍汤，温中补虚和缓急，虚劳里急腹痛康。
【组　成】	桂枝去皮，三两（9g）　甘草炙，二两（6g）　大枣擘，十二枚（6枚） 芍药六两（18g）　生姜切，三两（9g）　胶饴一升（30g）
【用　法】	上六味，以水七升，煮取三升，去滓，内饴，更上微火消解。温服一升，日三服（现代用法：水煎取汁，兑入饴糖，文火加热溶化，分两次温服）。
【功　效】	温中补虚，和里缓急。
【主　治】	中焦虚寒，肝脾失调，阴阳不和证。脘腹拘急疼痛，时发时止，喜温喜按；或心中悸动，虚烦不宁，面色无华；或伴手足烦热，咽干口燥等。舌淡苔白，脉细弦。

●《伤寒论》相关条文

伤寒，阳脉涩，阴脉弦，法当腹中急痛，先与小建中汤，不差者，小柴胡汤主之。（100）

伤寒二三日，心中悸而烦者，小建中汤主之。（102）

●《金匮要略》相关条文

虚劳里急，悸，衄，腹中痛，梦失精，四肢酸疼，手足烦热，咽干口燥，小建中汤主之。（血痹虚劳病脉证并治第六）

男子黄，小便自利，当与虚劳小建中汤。（黄疸病脉证并治第十五）

妇人腹中痛，小建中汤主之。（妇人杂病脉证并治第二十二）

●临床应用

1. 适用范围　本方常用于胃及十二指肠溃疡、慢性肝炎、慢性胃炎、神经衰弱、再生障碍性贫血、功能性低热等中焦虚寒，肝脾不和者。

2. 辨证要点　脘腹拘急疼痛，喜温喜按，舌淡苔白，脉细弦。

3. 使用注意　呕家或中满者不宜使用。

●配伍解析

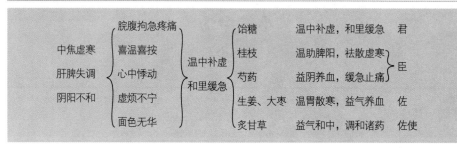

本方以饴糖配桂枝、生姜、炙甘草辛甘相合以化阳，饴糖配芍药、炙甘草、大枣酸甘相合以化阴，化阳则温中补虚，化阴则调和肝脾，是故阴阳生化而中气自立。中气得立，脾阳得运，则能生化气血，而阴阳自调，其虚劳腹痛、心悸、发热诸症自除矣。

●药理研究

本方主要有抗炎、提高机体免疫力[1]、保护胃黏膜[2]、改善脾胃虚寒症状[3]的作用。

●典型医案

吴仰元患胃脘痛则彻于背，以手重按之少止，痛时冷汗如雨，脉涩。孙曰：此气虚而痛也。以小建中汤加御米壳而愈。（《续名医类案》）

◇参考文献

[1] 沈祥春，陶玲，柏帅. 小建中汤抗炎免疫作用的实验研究 [J]. 时珍国医国药，2008，19（9）：2100.

[2] 刘茜，周永学，王斌，等. 小建中汤对脾胃虚寒大鼠 IL-6、GAS 水平的影响 [J]. 陕西中医，2011，32（3）：368.

[3] 刘茜. 小建中汤对脾胃虚寒大鼠 MDA、SOD 及环核苷酸水平的影响 [D]. 咸阳：陕西中医学院，2011.

小承气汤

《伤寒论》

【歌　诀】	小承气汤枳朴黄，便秘腹胀谵语除，轻下热结用之效，脉滑苔黄用此方。
【组　成】	大黄四两,酒洗（12g）　厚朴二两,去皮,炙（6g）　枳实三枚大者,炙（9g）
【用　法】	以水四升，煮取一升二合，去滓，分温二服。初服当更衣，不尔者，尽饮之。若更衣者，勿服之（现代用法：水煎服）。
【功　效】	轻下热结。
【主　治】	阳明腑实证。谵语，便秘，潮热，胸腹痞满，舌苔老黄，脉滑数。

●《伤寒论》相关条文

阳明病，脉迟，虽汗出不恶寒者，其身必重，短气，腹满而喘，有潮热者，此外欲解，可攻里也。手足濈然汗出者，此大便已硬也，大承气汤主之；若汗多，微发热恶寒者，外未解也，其热不潮，未可与承气汤；若腹大满不通者，可与小承气汤，微和胃气，勿令至大泄下。（208）

阳明病，潮热，大便微硬者，可与大承气汤，不硬者不可与之。若不大便六七日，恐有燥屎，欲知之法，少与小承气汤，汤入腹中，转矢气者，此有燥屎也，乃可攻之。若不转矢气者，此但初头硬，后必溏，不可攻之，攻之必胀满不能食也。欲饮水者，与水则哕。其后发热者，必大便复硬而少也，以小承气汤和之。不转矢气者，慎不可攻也。（209）

阳明病，其人多汗，以津液外出，胃中燥，大便必硬，硬则谵语，小承气汤主之。若一服谵语止者，更莫复服。（213）

阳明病，谵语，发潮热，脉滑而疾者，小承气汤主之。因与承气汤一升，腹中转气者，更服一升；若不转气者，勿更与之。明日又不大便，脉反微涩者，里虚也，为难治，不可更与承气汤也。（214）

太阳病，若吐、若下、若发汗后，微烦，小便数，大便因硬者，与小承气汤，和之愈。（250）

得病二三日，脉弱，无太阳、柴胡证，烦躁，心下硬。至四五日，虽能食，以小承气汤，少少与，微和之，令小安，至六日，与承气汤一升。若不大便六七日，小便少者，虽不能食，但初头硬，后必溏，未定成硬，攻之必溏；须小便利，屎定硬，乃可攻之，宜大承气汤。（251）

下利谵语者，有燥屎也，宜小承气汤。（374，本条也见于《金匮要略·呕吐哕下利病脉证治第十七》）

●临床应用

1. 适用范围　本方常用于急性菌痢、急性阑尾炎、肠梗阻（急性单纯性肠梗阻、粘连性肠梗阻、蛔虫性肠梗阻）、急性胆囊炎、急性胰腺炎、幽门梗阻、充血性头痛，以及某些热性病过程中出现的高热、神昏谵语、惊厥、发狂等中医辨证属阳明腑实轻证者。

2. 辨证要点　以便秘，胸腹痞满，舌苔老黄，脉滑数为辨证要点，即痞、满、实的阳明腑实轻证。

3. 使用注意　本方虽为轻下剂，但孕妇、体虚、年老体弱者仍当慎用。

●配伍解析

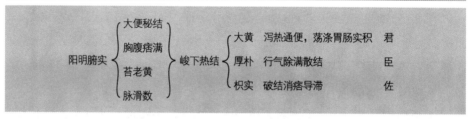

本方不用芒硝，且三味同煎，枳朴用量亦减，攻下之力较轻，故名曰"小承气"。

●药理研究

本方主要有增强胃肠运动[1]、降低内毒素的含量、减轻肝细胞坏死程度[2]等作用。

◇参考文献

［1］陈立．小承气汤类方物质基础、药效学和药代动力学比较研究［D］．北京：中国中医科学院，2015.

［2］高连印，付修文，谭勇，等．加味小承气汤对慢性肝损伤大鼠肠源性内毒素血症的影响［J］．中国中医药信息杂志，2008，15（11）：33-34.

小柴胡汤

《伤寒论》

【歌　诀】	小柴胡汤和解功，半夏人参甘草从，更用黄芩加姜枣，少阳百病此为宗。
【组　成】	柴胡半斤（24g）　黄芩三两（9g）　人参三两（9g）　甘草炙，三两（9g）　半夏洗，半升（9g）　生姜切，三两（9g）　大枣擘，十二枚（4枚）
【用　法】	上七味，以水一斗二升，煮取六升，去滓，再煎，取三升，温服一升，日三服（现代用法：水煎服）。
【功　效】	和解少阳。
【主　治】	1.伤寒少阳证　往来寒热，胸胁苦满，默默不欲饮食，心烦喜呕，口苦，咽干，目眩，舌苔薄白，脉弦者。 2.妇人中风，热入血室　经水适断，寒热发作有时。 3.疟疾、黄疸　疟疾、黄疸等病而见少阳证者。

● **《伤寒论》相关条文**

太阳病，十日以去，脉浮细而嗜卧者，外已解也。设胸满胁痛者，与小柴胡汤。脉但浮者，与麻黄汤。（37）

伤寒五六日，中风，往来寒热，胸胁苦满，嘿嘿不欲饮食，心烦喜呕，或胸中烦而不呕，或渴，或腹中痛，或胁下痞硬，或心下悸，小便不利，或不渴，身有微热，或咳者，小柴胡汤主之。（96）

血弱气尽，腠理开，邪气因入，与正气相搏，结于胁下。正邪分争，往来寒热，休作有时，嘿嘿不欲饮食。脏腑相连，其痛必下，邪高痛下，故使呕也，小柴胡汤主之。服柴胡汤已，渴者，属阳明，以法治之。（97）

得病六七日，脉迟浮弱，恶风寒，手足温。医二三下之，不能食，而胁下满痛，面目及身黄，颈项强，小便难者，与柴胡汤，后必下重。本渴饮水而呕者，柴胡汤不中与也，食谷者哕。（98）

伤寒四五日，身热恶风，颈项强，胁下满，手足温而渴者，小柴胡汤主之。（99）

伤寒，阳脉涩，阴脉弦，法当腹中急痛，先与小建中汤，不差者，小柴胡汤主之。（100）

伤寒中风，有柴胡证，但见一证便是，不必悉具。凡柴胡汤病证而下之，若柴胡证不罢者，复与柴胡汤，必蒸蒸而振，却复发热汗出而解。（101）

妇人中风，七八日续得寒热，发作有时，经水适断者，此为热入血室，其血必结，故使如疟状，发作有时，小柴胡汤主之。（144，本条也见于《金匮要略·妇人杂病脉证并治第二十二》）

伤寒五六日，头汗出，微恶寒，手足冷，心下满，口不欲食，大便硬，脉细者，此为阳微结。必有表，复有里也。脉沉，亦在里也，汗出为阳微。假令纯阴结，不得复有外证，悉入在里。此为半在里半在外也。脉虽沉紧，不得为少阴病，所以然者，阴不得有汗，今头汗出，故知非少阴也，可与小柴胡汤。设不了了者，得屎而解。（148）

阳明病，发潮热，大便溏，小便自可，胸胁满不去者，与小柴胡汤。（229）

阳明病，胁下硬满，不大便而呕，舌上白苔者，可与小柴胡汤，上焦得通，津液得下，胃气因和，身濈然汗出而解。（230）

阳明中风，脉弦浮大而短气，腹都满，胁下及心痛，久按之气不通，鼻干不得汗，嗜卧，一身及目悉黄，小便难，有潮热，时时哕，耳前后肿，刺之小差，外不解，病过十日，脉续浮者，与小柴胡汤。（231）

本太阳病不解，转入少阳者，胁下硬满，干呕不能食，往来寒热，尚未吐下，脉沉紧者，与小柴胡汤。（266）

伤寒差以后，更发热，小柴胡汤主之。脉浮者，以汗解之；脉沉实者，以下解之。（394）

● **《金匮要略》相关条文**

呕而发热者，小柴胡汤主之。（呕吐哕下利病脉证治第十七）

产妇郁冒，其脉微弱，不能食，大便反坚，但头汗出。所以然者，血虚而厥，厥而必冒。冒家欲解，必大汗出。以血虚下厥，孤阳上出，故头汗出。所以产妇喜汗出者，亡阴血虚，阳气独盛，故当汗出，阴阳乃复。大便坚，呕不能食，小柴胡汤主之。（妇人产后病脉证治第二十一）

诸黄，腹痛而呕者，宜柴胡汤。（黄疸病脉证并治第十五）

● **临床应用**

1.适用范围　本方常用于普通感冒、流行性感冒、疟疾、慢性肝炎、肝硬化、急慢性胆囊炎、胆结石、急性胰腺炎、胸膜炎、中耳炎、产褥热、急性乳腺炎、睾丸炎、胆汁反流性胃炎、胃溃疡等中医辨证属邪踞少阳，胆胃不和者。

2. 辨证要点　往来寒热，胸胁苦满，默默不欲饮食，心烦喜呕，口苦，咽干，目眩，苔白，脉弦。

3. 使用注意　上实下虚或肝火偏旺者，服用本方后可出现头痛，目眩，或齿龈出血等症状，故不宜服用；平素阴虚吐血或有肝阳上亢之高血压者，亦不宜服用。

● **配伍解析**

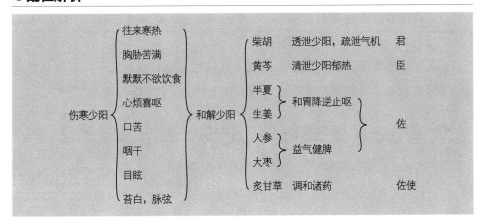

诸药合用，以和解少阳为主，兼补胃气。使邪气得解，枢机得利，胃气调和，则诸症自除。原方"去滓再煎"，使药性更为醇和，药汤之量更少，减少了汤液对胃的刺激，避免停饮致呕。

● **药理研究**

本方主要有保肝[1]、抗抑郁[2]、改善消化功能[3]、改善慢性肾小球肾炎、减轻蛋白尿[4]、抗感染和解热[5]等作用。

● **典型医案**

张某某，女，59岁。患风湿性心脏病。初冬普通感冒，发热恶寒，头痛无汗，胸胁发满，兼见心悸，时觉有气上冲于喉，更觉烦悸不安，倍感痛苦。脉来时止而有结象。此为少阳气机郁勃不舒，复感风寒，由于心阳坐镇无权，故见脉结而挟冲气上逆。此证原有风心病而又多郁，外感内伤相杂，治法：解少阳之邪，兼下上冲之气。处方：柴胡12克，黄芩6克，桂枝10克，半夏9克，生姜9克，大枣5枚，炙甘草6克。3剂后诸症皆安。（《刘渡舟临证验案精选》）

◇参考文献

［1］江山，李芳.小柴胡汤对肝纤维化大鼠的抗肝纤维化作用［J］.中药药理与临床，2013，29（1）：17-19.

［2］苏光悦.小柴胡汤抗抑郁作用及其调节脑内神经递质、神经营养因子和雌性激素的相关机制研究［D］.沈阳：沈阳药科大学，2014.

［3］郁保生，石晓理，张国山，等.小柴胡汤对消化不良模型大鼠胃动素和胃泌素的影响［J］.世界华人消化杂志，2013，21（5）：440-444.

［4］丁世永，郑平东，何立群，等.小柴胡汤改善慢性肾小球肾炎患者炎症及减轻蛋白尿的作用研究［J］.中国中西医结合杂志，2013，33（1）：21-25.

［5］钱妍，吴整军.小柴胡汤抗感染与解热作用的实验研究［J］.中华医院感染学杂志，2008，18（4）：576-578.

小陷胸汤

《伤寒论》

【歌　诀】	小陷胸汤连夏蒌，宽胸开结涤痰优，膈上热痰痞满痛，舌苔黄腻服之疗。
【组　成】	黄连一两（6g）　半夏洗，半升（12g）　瓜蒌实大者一枚（20g）
【用　法】	上三味，以水六升，先煮瓜蒌取三升，去滓，纳诸药，煮取二升，去滓，分温三服（现代用法：先煮瓜蒌，后纳他药，水煎温服）。
【功　效】	清热化痰，宽胸散结。
【主　治】	痰热互结之小结胸证。心下痞闷，按之则痛，或心胸闷痛，或咳痰黄稠，舌红苔黄腻，脉滑数。

●《伤寒论》相关条文

小结胸病，正在心下，按之则痛，脉浮滑者，小陷汤主之。（138）

●临床应用

1.适应范围　本方常用于胸膜炎、胸膜粘连、急性支气管炎、肋间神经痛、胃溃疡、慢性胆囊炎、慢性胰腺炎、出血性胰腺炎、肺炎、胆道蛔虫病、结核性腹膜炎、眩晕、梅核气等中医辨证属于痰热互结者。

2.辨证要点　心下痞闷，按之则痛，舌红苔黄腻，脉滑数。

●配伍解析

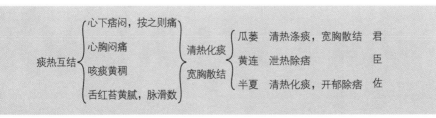

全方药虽三味，配伍精当，三药合用，一清热，一化痰，一散结，合而具有清热化痰，宽胸散结之效，为治痰热阻结，胸中痞痛之良方。

●药理研究

本方主要有抗动脉粥样硬化[1]、助消化[2]、抗肿瘤[3]、镇静安神[4]、抗肺间质纤维化[5]、抗心肌损伤[6]、消炎[7]等作用。

◇参考文献

[1]曾江琴，徐鸿婕，丁晓明，等.小陷胸汤对动脉粥样硬化大鼠血脂、血液流变学及炎性标志物的影响[J].中药药理与临床，2016，1：10-14.

[2]王渝，邵沛，崔丽，等.小陷胸汤治疗功能性消化不良的实验研究[J].中国中西医结合消化杂志，2008，2：94-96.

[3]黄金玲，蔡横，顾武军.加味小陷胸汤抗肿瘤作用的实验研究[J].中国中医药科技，2007，4：251-252.

[4]卜韵佳，陈丽君，刘志伟，等.小陷胸汤对鼠镇静安神作用的实验研究[J].湖南中医药大学学报，2012，3：20-22.

[5]林大勇.抵当汤合小陷胸汤化裁方对实验性肺间质纤维化大鼠血清层黏蛋白与血清Ⅲ型胶原影响的实验研究[D].沈阳：辽宁中医药大学，2006.

[6]刘奇龙，郭志清，刘玉洁.小陷胸汤加味方对兔心肌缺血再灌注损伤NO、NOS、ET的影响[J].中国中医急症，2010，2：274-275.

[7]冯泳，袁维真，董晓旭，等.小陷胸汤配伍左金丸治疗反流性食管炎的药效学研究[J].辽宁中医杂志，2009，3：435-437.

四画

五苓散

《伤寒论》

【歌　诀】	五苓散治太阳腑，白术泽泻猪茯苓，膀胱化气添桂枝，利便消暑烦渴清。
【组　成】	猪苓去皮，十八铢（9g）　泽泻一两六铢（15g）　白术十八铢（9g）　茯苓十八铢（9g）　桂枝去皮，半两（6g）
【用　法】	捣为散，以白饮和服方寸匕，日三服，多饮暖水，汗出愈，如法将息（现代用法：散剂，每次6~10g，每日3次，服后多饮开水，取微汗；或作汤剂，水煎服，用量按原方比例酌定）。
【功　效】	利水渗湿，温阳化气。
【主　治】	1.蓄水证　小便不利，头痛发热，烦渴欲饮，甚或水入即吐，苔白，脉浮。 2.痰饮　脐下动悸，吐涎沫而头眩，或短气而咳者。 3.水湿内停证　水肿，泄泻，小便不利及霍乱吐泻。

●《伤寒论》相关条文

太阳病，发汗后，大汗出，胃中干，烦躁不得眠，欲得饮水者，少少与饮之，令胃气和则愈。若脉浮，小便不利，微热消渴者，五苓散主之。（71）

发汗已，脉浮数，烦渴者，五苓散主之。（72）

伤寒汗出而渴者，五苓散主之；不渴者，茯苓甘草汤主之。（73）

中风发热，六七日不解而烦，有表里证，渴欲饮水，水入则吐者，名曰水逆，五苓散主之。（74）

病在阳，应以汗解之，反以冷水潠之，若灌之，其热被劫不得去，弥更益烦，肉上粟起，意欲饮水，反不渴者，服文蛤散；若不差者，与五苓散。（141）

本以下之，故心下痞，与泻心汤。痞不解，其人渴而口燥烦，小便不利者，五苓散主之。（156）

太阳病，寸缓关浮尺弱，其人发热汗出，复恶寒，不呕，但心下痞者，此以医下之也。如其不下者，病人不恶寒而渴者，此转属阳明也。小便数者，大便必硬，不更衣十日，无所苦也。渴欲饮水，少少与之，但以法救之。渴者，宜五苓散。（244）

霍乱，头痛发热，身疼痛，热多欲饮水者，五苓散主之；寒多不用水者，理中丸主之。（386）

● 《金匮要略》相关条文

假令瘦人脐下有悸，吐涎沫而癫眩，此水也，五苓散主之。（痰饮咳嗽病脉证并治第十二）

● 临床应用

1.适用范围　本方现代常用于治疗肾小球肾炎、肝硬化等所引起的水肿、肠炎、尿潴留、脑积水、胸水、肝炎及泌尿系统感染等中医辨证属水湿内停者。

2.辨证要点　小便不利，烦渴欲饮，苔白脉浮。

3.使用注意　本方偏于渗利，故脾胃虚弱，肾气不足者慎用。

● 配伍解析

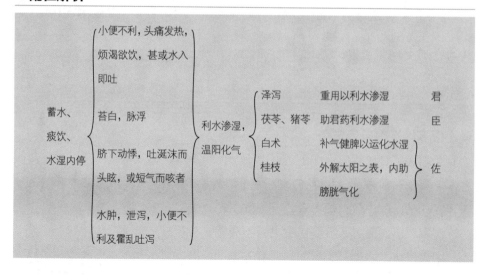

● 药理研究

本方具有利尿、抗利尿双向调节[1]、降压[2]、抑制结石形成[3]、保肾[4]、降低蛋白尿[5]、降脂[6]等药理作用。

●**典型医案**

一门子病伤寒，医与发汗，七日复不愈，小腹满而痛，欲下之未敢。万脉之，沉弦而急，问曾渴饮水乎？答曰：甚渴，虽饮水渴不止。曰：此蓄水似疝症，不可下也。乃用五苓散以利其水，加川楝子、小茴香以止小腹之痛。一服，洞泄四五行，皆清水。次日再求诊。曰：不必再药，水尽泄自止矣。三日后果安。（《续名医类案》）

◇**参考文献**

[1] 朱海峰，朱同宣，朱冬霞.五苓散的双向调节作用 [J].时珍国医国药，1998，6：67.

[2] 李春娟，金东明.五苓散治疗代谢性高血压的实验研究 [J].吉林中医药，2008，2：150-151.

[3] 吴俊标，周玖瑶，王燕哲，等.五苓散对 EG-NH4Cl 诱导大鼠肾结石的影响 [J].中药药理与临床，2013，4：8-11.

[4] 丁晓琴，潘颖，王星，等.五苓散对高尿酸血症小鼠降尿酸及肾保护机制的研究（英文）[J].中国天然药物，2013，3：214-221.

[5] 韩宇萍，王宁生，宓穗卿.五苓散对阿霉素型肾病综合征大鼠治疗作用的实验研究 [J].中药新药与临床药理，2003，4：223-227.

[6] 景华，刘华.五苓散加味对原发性高脂血症之脂质调节的影响 [J].中成药，2005，1：60-63.

乌梅丸

《伤寒论》

【歌　诀】	乌梅丸用细辛桂，黄连黄柏及当归，人参附子椒姜继，温脏安蛔寒厥剂。
【组　成】	乌梅三百枚（480g）　细辛六两（180g）　干姜十两（300g）　黄连十六两（480g）　当归四两（120g）　附子炮，去皮，六两（180g）　蜀椒出汗，四两（120g）　桂枝去皮，六两（180g）　人参六两（180g）　黄柏六两（180g）
【用　法】	上十味，异捣筛，合治之。以苦酒渍乌梅一宿，去核，蒸之五斗米下，饭熟，捣成泥，和药令相得，纳白中，与蜜杵二千下，丸如梧桐子大。每服十丸，食前以饮送下，日三服。稍加至二十丸。禁生冷、滑物、臭食等（现代用法：乌梅用50%醋浸一宿，去核打烂，和余药打匀，烘干或晒干，研末，加蜜制丸，每服9g，日3次，空腹温水送下，亦可作汤剂，水煎服，用量按原方比例酌定）。
【功　效】	温脏安蛔。
【主　治】	蛔厥证。脘腹阵痛，烦闷呕吐，时发时止，得食则吐，甚则吐蛔，手足厥冷。亦治久泻久痢。

●《伤寒论》相关条文

　　伤寒脉微而厥，至七八日肤冷，其人躁无暂安时者，此为脏厥，非蛔厥也。蛔厥者，其人当吐蛔。今病者静，而复时烦者，此为脏寒，蛔上入其膈，故烦，须臾复止，得食而呕，又烦者，蛔闻食臭出，其人常自吐蛔。蛔厥者，乌梅丸主之。又主久利。（338）

●《金匮要略》相关条文

　　蛔厥者，当吐蛔，今病者静而复时烦，此为脏寒，蛔上入膈，故烦。须臾复止，得食而呕，又烦者，蛔闻食臭出，其人当自吐蛔。（趺蹶手指臂肿转筋阴狐疝蛔虫病脉证治第十九）

　　蛔厥者，乌梅丸主之。（趺蹶手指臂肿转筋阴狐疝蛔虫病脉证治第十九）

●临床应用

1. 适用范围　本方现代常用于治疗胆道蛔虫病、肠道蛔虫病、慢性肠炎、慢性痢疾等中医辨证属寒热错杂、正气不足者。

2. 辨证要点　脘腹阵痛，时发时止，常自吐蛔，手足厥冷。

3. 使用注意　本方药性偏温，适宜寒热错杂而偏寒者，服药期间禁食生冷、滑物、臭食等以防生寒损脾。

●配伍解析

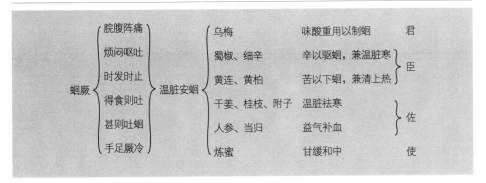

本方用药酸苦辛并行，安蛔之力较强，但驱蛔之力较弱。补泻兼施的配伍，可用于寒热错杂，正气虚弱之久泻久痢。

●药理研究

本方具有抗炎[1]、降糖[2]、抗肝纤维化[3]、促进胃肠功能[4]、抗肿瘤[5]、镇痛[6]等药理作用。

●典型医案

沈尧封治朱承宗室，甲戌秋，体倦吐食。诊之，略见动脉，询得停经两月，恶阻症也。述前治法，有效有不效。如或不效，即当停药。录半夏茯苓汤方与之，不效，连更数医。越二旬，复邀沈诊，前之动脉不见，但觉细软，呕恶日夜不止，且吐蛔两条。沈曰：恶阻无碍，吐蛔是重候，姑安其蛔，以观动静。用乌梅丸，早晚各二十丸，四日蛔止，呕亦不作。此治恶阻之变局也，故志之。（《续名医类案》）

◇参考文献

[1] 张新杰，马宗华. 乌梅丸对溃疡性结肠炎实验大鼠血清 IL6 和 IL10 水平的影响 [J]. 中医学报，2015，1: 74.

［2］张小欢，胡建平，李瑛．乌梅丸治疗糖尿病的拆方研究［J］．中国实验方剂学杂志，2006，9：41-44.

［3］张保伟，赵志敏，李爱峰．乌梅丸对免疫损伤性大鼠肝纤维化 α1（Ⅰ）型前胶原 mRNA 表达的影响［J］．世界中西医结合杂志，2006，1：19-21.

［4］杨思为，刘红婴，刘锡坚，等．乌梅丸对 Hp 阳性糖尿病胃轻瘫患者疗效、血浆胃动素、胃泌素及内皮素的影响［J］．临床医学工程，2013，2：167-169.

［5］李勇，黄伶，钱红花，等．乌梅丸对大鼠胃癌及癌前病变中端粒酶和 PCNA 表达的影响［J］．中华中医药学刊，2010，2：410-412.

［6］闫曙光，惠毅，周永学．乌梅丸及其拆方的镇痛作用［J］．中国实验方剂学杂志，2013，21：262-265.

五画

甘麦大枣汤

《金匮要略》

【歌　诀】	金匮甘麦大枣汤，妇人脏躁喜悲伤，精神恍惚常欲哭，养心安神效力彰。
【组　成】	甘草三两（9g）　　小麦一升（15g）　　大枣十枚（10枚）
【用　法】	上三味，以水六升，煮取三升，温分三服（现代用法：水煎服）。
【功　效】	养心安神，和中缓急。
【主　治】	脏躁。精神恍惚，常悲伤欲哭，不能自主，心中烦乱，睡眠不安，甚则言行失常，呵欠频作，舌淡红苔少，脉细略数。

● **《金匮要略》相关条文**

　　妇人脏躁，喜悲伤欲哭，象如神灵所作，数欠伸，甘麦大枣汤主之。（妇人杂病脉证并治第二十二）

● **临床应用**

　　1.适用范围　本方常用于神经症、癔症、抑郁症、围绝经期综合征等中医辨证属心阴不足，肝气失和者。

　　2.辨证要点　精神恍惚，常悲伤欲哭，不能自主。

● **配伍解析**

脏躁	精神恍惚、悲伤欲哭 不能自主、心中烦乱 睡眠不安、甚则言行失常 呵欠频作、舌淡红苔少 脉细略数	养心安神 和中缓急	小麦	养肝补心，除烦安神，如《灵枢》 曰："心病者，宜食麦"	君
			甘草	补养心气，和中缓急	臣
			大枣	益气和中，润燥缓急	佐

本方主以甘平质润之品，以现"肝苦急，急食甘以缓之"之法（《素问·藏气法时论》）。

● **药理研究**

本方具有镇静、催眠、抗惊厥[1-3]、升白细胞作用[4]，并有类雌激素样作用[5]、抗抑郁作用[6-7]、调节急性心理应激作用[8-9]等。

◇ **参考文献**

[1] 谢强敏，唐法娣，洪巨伦，等. 甘麦大枣汤的药理研究 [J]. 中药药理与临床，1992，8（6）：6.

[2] 覃文才，洪庚辛，饶芳. 甘麦大枣汤的中枢抑制作用 [J]. 中药药理与临床，1994，10（5）：9-11.

[3] 吕圭源，宋霄宏，柴钦民. 复方甘麦大枣汤的药理研究 [J]. 浙江中医学院学报，1992，16（6）：46-47.

[4] 宋霄宏，吕圭源，昝日增. 甘麦大枣汤升白细胞作用的实验观察 [J]. 浙江中医学院学报，1990，14（5）：27-28.

[5] 林永华，姚芷芳，陈芬雅，等. 加味甘麦大枣汤治疗妇女更年期综合征133 例分析 [J]. 福建医药杂志，1985（4）：34.

[6] 张学礼，金国琴，邱宏，等. 加味甘麦大枣汤对抑郁症模型大鼠行为学及单氨类神经递质的影响 [J]. 中药药理与临床，2003，19（3）：5-6.

[7] 张学礼，金国琴，戴薇薇，等. 加味甘麦大枣汤对抑郁症大鼠海马cAMP-蛋白激酶A 途径的影响 [J]. 上海中医药大学学报，2006，20（4）：73-75.

[8] 童瑶，邹军，倪力强，等. 4 种中药复方对大鼠实验性急性应激行为及下丘脑-垂体-肾上腺轴的影响 [J]. 中国中药杂志，2005，30（23）：1863-1866.

[9] 童瑶，邹军，刘平，等. 四种中药复方对急性心理应激大鼠IL-1β 和IL-2 的影响 [J]. 上海中医药大学学报，2005，19（2）：32-34.

四逆汤

《伤寒论》

【歌　诀】	四逆汤中附草姜，阳衰寒厥急煎尝，腹痛吐泻脉沉细，急投此方可回阳。
【组　成】	甘草炙，二两(6g)　干姜一两半(6g)　附子生用，去皮，破八片，一枚(15g)
【用　法】	上三味，以水三升，煮取一升二合，去滓，分温再服。强人可大附子一枚，干姜三两（现代用法：水煎服）。
【功　效】	回阳救逆。
【主　治】	少阴病，心肾阳衰寒厥证。四肢厥逆，恶寒蜷卧，神衰欲寐，面色苍白，腹痛下利，呕吐不渴，舌苔白滑，脉微细；以及太阳病误汗亡阳者。

●《伤寒论》相关条文

伤寒脉浮，自汗出，小便数，心烦，微恶寒，脚挛急，反与桂枝欲攻其表，此误也。得之便厥，咽中干，烦躁，吐逆者，作甘草干姜汤与之，以复其阳；若厥愈足温者，更作芍药甘草汤与之，其脚即伸；若胃气不和，谵语者，少与调胃承气汤；若重发汗，复加烧针者，四逆汤主之。（29）

伤寒，医下之，续得下利，清谷不止，身疼痛者，急当救里；后身疼痛，清便自调者，急当救表。救里宜四逆汤，救表宜桂枝汤。（91）

病发热头痛，脉反沉，若不差，身体疼痛，当救其里，宜四逆汤。（92）

脉浮而迟，表热里寒，下利清谷者，四逆汤主之。（225）

少阴病，脉沉者，急温之，宜四逆汤。（323）

少阴病，饮食入口则吐，心中温温欲吐，复不能吐。始得之，手足寒，脉弦迟者，此胸中实，不可下也，当吐之。若膈上有寒饮，干呕者，不可吐也，当温之，宜四逆汤。（324）

大汗出，热不去，内拘急，四肢疼，又下利厥逆而恶寒者，四逆汤主之。（353）

大汗，若大下利，而厥冷者，四逆汤主之。（254）

下利腹胀满，身体疼痛者，先温其里，乃攻其表，温里宜四逆汤，攻表宜桂枝汤。（372，本条也见于《金匮要略·呕吐哕下利病脉证治第十七》）

呕而脉弱，小便复利，身有微热，见厥者难治，四逆汤主之。（377，本条也见于《金匮要略·呕吐哕下利病脉证治第十七》）

吐利汗出，发热恶寒，四肢拘急，手足厥冷者，四逆汤主之。（388）

既吐且利，小便复利，而大汗出，下利清谷，内寒外热，脉微欲绝者，四逆汤主之。（389）

●临床应用

1. 适用范围　本方常用于心肌梗死、心力衰竭、急性胃肠炎吐泻过多、或某些急证大汗而见休克等中医辨证属阳衰阴盛者。

2. 辨证要点　四肢厥逆，神衰欲寐，脉微欲绝。

3. 使用注意　若服药后出现呕吐拒药者，可将药液置凉后服用；本方纯用辛热之品，中病手足温即止，不可久服；真热假寒者禁用。

●配伍解析

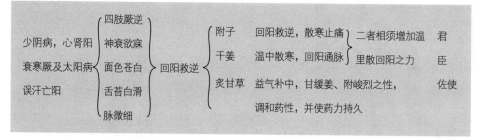

本方大辛大热，重在温阳气、散阴寒，力挽元阳，少佐甘缓，破阴回阳而无耗散之弊。

●药理研究

本方主要有心肌保护[1-2]、抗脑损伤[3-5]、降血压[6]、心血管保护[7]、抗动脉粥样硬化[8]、提高免疫力[9-10]、抗休克[11-12]等作用。

●典型医案

张氏仆病经五日，发热，脉沉微，口燥，烦躁不眠。曰：发热为阳，脉沉微为阴，少阴症似太阳也。口燥烦躁，乃邪气内扰，当用麻黄附子细辛汤，以温少阴之经，而驱内陷之邪。或以子身安得阴症？别商栝蒌滋解之法，症益甚。再脉之，沉微转为虚散，已犯条款，不得已，惟四逆汤一法，或亦可挽回。遂连进二服，是夜得睡，明日热退脉起而安。（《续名医类案》）

◇**参考文献**

[1] 贺金，方艳伟，李永民.四逆汤对大鼠心肌缺血损伤的保护作用 [J]. 中华中医药杂志，2008，7：638-640.

[2] 金明华，吴伟康，罗汉川，等.四逆汤对实验性小鼠心肌 I/R 时心肌组织 HO-1-CO 体系的影响 [J].中国中医急症，2009，12：2017-2019.

[3] 姜之全，陈前芬，田鹤村.四逆汤对小鼠全脑缺血－再灌注损伤的保护作用 [J].中国脑血管病杂志，2004，12：556-557，563.

[4] 张鹏，费洪新，纪亮，等.四逆汤含药血清对早老性痴呆小鼠神经生长因子的影响及其作用机制 [J].中国老年学杂志，2011，6：993-995.

[5] 李建华，纪双泉，陈福泉，等.四逆汤对血管性痴呆大鼠学习记忆力的影响 [J].中国实验方剂学杂志，2011，12：188-191.

[6] 杨学伟，崇卓，郭云良.四逆汤对肾性高血压大鼠血管活性物质的调节作用 [J].中国医院药学杂志，2008，1：27-30.

[7] 刘勇，钱孝贤，吴伟康，等.四逆汤对兔髂动脉球囊损伤病变区 TGF-β1 表达的影响 [J].中国病理生理杂志，2006，11：2151-2155.

[8] 杨舟，郁保生，吕瑶，等.四逆汤对实验性高脂血症合并动脉粥样硬化兔血中内皮素与一氧化氮含量的影响 [J].中国实验方剂学杂志，2013，3：241-244.

[9] 葛迎春，马天舒，刘平，等.四逆汤类方提取物对离体小鼠腹腔巨噬细胞免疫功能的影响 [J].中国实验方剂学杂志，2006，2：28-31.

[10] 曾萍，杨镒宇，吴伟康，等.四逆汤对 SIRS 大鼠的早期干预 [J].中国病理生理杂志，2009，6：1222-1224.

[11] 刘艳，杨成梯，吴伟康，等.探讨四逆汤抗急性失血性休克的氧自由基、一氧化氮机制 [J].中成药，2003，5：42-45.

[12] 邵春红，王晓良.四逆汤对失血性休克大鼠心功能和血压调节的肾上腺素受体机制研究 [J].中国药学杂志，2003，11：31-34.

甘草泻心汤

《伤寒论》

【歌　诀】	甘草泻心用芩连，干姜半夏参枣全，心下痞硬下利甚，更治狐惑心热烦。
【组　成】	甘草炙，四两（12g）　黄芩　人参　干姜各三两（各9g）　黄连一两（3g）　大枣擘，十二枚（4枚）　半夏洗，半升（9g）
【用　法】	上七味，以水一斗，煮取六升，去滓，再煎，取三升，温服一升，日三服（现代用法：水煎服）。
【功　效】	和胃补中，降逆消痞。
【主　治】	胃气虚弱之痞证。下利日数十行，谷不化，腹中雷鸣，心下痞硬而满，干呕，心烦不得安。

● **《伤寒论》相关条文**

伤寒中风，医反下之，其人下利日数十行，谷不化，腹中雷鸣，心下痞硬而满，干呕心烦不得安。医见心下痞，谓病不尽，复下之，其痞益甚，此非结热，但以胃中虚，客气上逆，故使硬也。甘草泻心汤主之。（158）

● **《金匮要略》相关条文**

狐惑之为病，状如伤寒，默默欲眠，目不得闭，卧起不安，蚀于喉为惑，蚀于阴为狐，不欲饮食，恶闻食臭，其面目乍赤、乍黑、乍白。蚀于上部则声嘎，甘草泻心汤主之。（百合狐惑阴阳毒病证治第三）

● **临床应用**

1.适用范围　本方常用于急慢性胃肠炎、慢性结肠炎、慢性肝炎、早期肝硬化等中医辨证属胃气虚弱，寒热互结者。

2.辨证要点　心下痞硬而满，下利日数十行，谷不化，干呕。

● 配伍解析

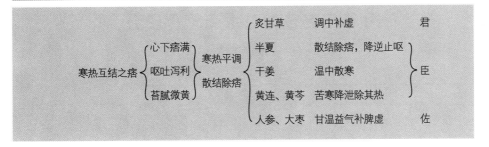

本方即半夏泻心汤加重炙甘草用量而成，方中重用炙甘草调中补虚，配合辛开苦降之品，故能用治胃气虚弱，寒热互结所致的痞证。

● 药理研究

本方主要有减轻黏膜损伤、促进溃疡愈合[1]、减轻肿瘤患者化疗后消化道反应、改善全身状况[2]等作用。

◇ 参考文献

［1］曾毅龙. 甘草泻心汤对溃疡性结肠炎大鼠IL-10、NF-κB的影响［D］. 福州：福建中医药大学，2014.

［2］李勇，程璐. 甘草泻心汤治疗肿瘤化疗后消化道反应临床观察［J］. 中医学报，2012，27（9）：1091-1093.

甘草干姜茯苓白术汤（肾著汤）

《金匮要略》

【歌　诀】	肾著汤内用干姜，茯苓甘草白术裹，伤湿身重与腰冷，亦名甘姜苓术汤。
【组　成】	甘草二两（6g）　白术二两（6g）　干姜四两（12g）　茯苓四两（12g）
【用　法】	上四味，以水五升，煮取三升，分温三服（现代用法：水煎服）。
【功　效】	祛寒除湿。
【主　治】	肾著病。身重，腰下冷痛，腹重如带五千钱，饮食如故，口不渴，小便自利，舌淡苔白，脉沉迟或沉缓。

●《金匮要略》相关条文

　　肾著之病，其人身体重，腰中冷，如坐水中，形如水状，反不渴，小便自利，饮食如故，病属下焦，身劳汗出，衣里冷湿，久久得之，腰以下冷痛，腹重如带五千钱，甘姜苓术汤主之。（五脏风寒积聚病脉证并治第十一）

●临床应用

　　1. 适用范围　本方现代常用于治疗腰肌劳损、坐骨神经痛、风湿性关节炎、类风湿关节炎、血栓闭塞性脉管炎、冠心病、胃肠功能紊乱等中医辨证属寒湿痹阻者。

　　2. 辨证要点　身重，腰重冷痛，舌淡苔白，脉沉。

　　3. 使用注意　本方为温化之剂，若证属湿热内侵之身重腰痛者禁用。

●配伍解析

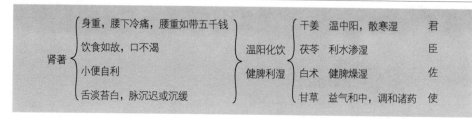

四逆散

《伤寒论》

【歌　诀】	四逆散里用柴胡，芍药枳实甘草须，此是阳郁成厥逆，疏肝理脾奏效奇。
【组　成】	甘草炙　枳实破，水渍，炙干　柴胡　芍药各十分（各6g）
【用　法】	上四味，各十分，捣筛，白饮和服方寸匕，日三服（现代用法：水煎服）。
【功　效】	透邪解郁，疏肝理脾。
【主　治】	1.阳郁厥逆证　手足不温，或腹痛，或泻利下重，脉弦。 2.肝脾不和证　胁肋胀痛，脘腹疼痛，脉弦。

●《伤寒论》相关条文

少阴病，四逆，其人或咳，或悸，或小便不利，或腹中痛，或泻利下重者，四逆散主之。（318）

●临床应用

1.适用范围　本方常用于慢性肝炎、胆囊炎、胆石症、胆道蛔虫病、肋间神经痛、胃溃疡、胃炎、胃肠神经症、附件炎、输卵管阻塞、急性乳腺炎等中医辨证属肝胆气郁，肝脾（或胆胃）不和者。

2.辨证要点　手足不温，脉弦。

3.使用注意　本方只能用于阳气内郁所致的厥逆较轻者，其他厥逆均不可误用。

●配伍解析

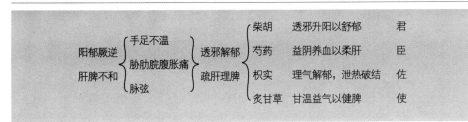

　　四药配伍，共奏透邪解郁，疏肝理脾之效，使邪去郁解，气血调畅，清阳得伸，四逆自愈。原方用白饮（米汤）和服，取中气和则阴阳之气自相顺接之意。

●药理研究

　　本方主要有抗胃溃疡[1]、改善睡眠[2]、抗抑郁[3]、抗肝损伤[4]等作用。

●典型医案

　　成无己云："凡厥，若始得之，手足便厥而不温者，是阴经受邪，阳气不足，可用四逆汤温之。若手足自热而至温，从四逆而至厥者，传经之邪也，四逆散主之。必须识此，勿令误也，又当兼以外症别之。予尝治过一中年妇人，恶热身热而渴，脉数细弱，先厥后热，用温药反剧，后以四逆散兼参、术各半两服之，厥即愈，脉出洪大而痊。"（《续名医类案》）

◇参考文献

［1］李冀，毕珺辉，孙宇峰．四逆散抗实验性胃溃疡的药效学及作用机理研究［J］．中华中医药学刊，2007，25（7）：1317-1319.

［2］李越峰．四逆散改善睡眠作用药效物质基础研究［D］．哈尔滨：黑龙江中医药大学，2009.

［3］覃朗．四逆散抗抑郁机制研究［J］．当代医学，2010，16（14）：29-30.

［4］杨丽娜，温静，孙毅，等．四逆散抗肝损伤作用的大鼠血清UPLC-MS/MS代谢组学研究［J］．药学学报，2014，49（3）：368-373.

生姜泻心汤

《伤寒论》

【歌　诀】	生姜泻心是良方，胃中不和痞为殃，嗳气下利芩连草，参枣半夏与二姜。
【组　成】	生姜切，四两（12g）　甘草炙，三两（9g）　人参三两（9g）　干姜一两（3g）　黄芩三两（9g）　半夏洗，半升（9g）　黄连一两（3g）　大枣擘，十二枚（4枚）
【用　法】	上八味，以水一斗，煮取六升，去滓，再煎，取三升，温服一升，日三服（现代用法：水煎服）。
【功　效】	和胃消痞，宣散水气。
【主　治】	水热互结之痞证。心下痞硬，干噫食臭，腹中雷鸣下利者。

●《伤寒论》相关条文

伤寒汗出解之后，胃中不和，心下痞硬，干噫食臭，胁下有水气，腹中雷鸣下利者，生姜泻心汤主之。（157）

●临床应用

1. 适用范围　本方常用于急慢性胃肠炎、慢性结肠炎、慢性肝炎、早期肝硬化等中医辨证属水热互结者。

2. 辨证要点　心下痞硬，干噫食臭，腹中雷鸣下利。

●配伍解析

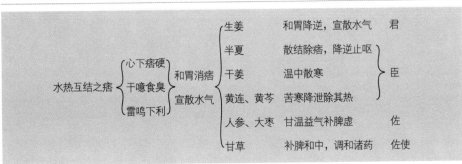

　　本方即半夏泻心汤减干姜二两，加生姜四两而成。方中重用生姜，取其和胃降逆、宣散水气而消痞满之功，配合辛开苦降，补益脾胃之品，故能用治水热互结于中焦，脾胃升降失常所致的痞证。

●药理研究

　　本方主要有改善内脏高敏感性[1]、促进化疗后肠黏膜修复[2]等作用。

◇参考文献

［1］刘克帅，孙春斌，赵芸芸.生姜泻心汤对腹泻型肠易激综合征的治疗作用和机制探索［J］.世界最新医学信息文摘，2016，16（57）：17-18.

［2］王娟.生姜泻心汤对伊立替康化疗后大鼠肠黏膜损伤修复的影响［D］.北京：北京中医药大学，2014.

白头翁汤

《伤寒论》

【歌　诀】	白头翁治热毒痢，黄连黄柏佐秦皮，清热解毒并凉血，赤多白少脓血医。
【组　成】	白头翁二两（15g）　黄柏三两（12g）　黄连三两（6g）　秦皮三两（12g）
【用　法】	上药四味，以水七升，煮取二升，去滓，温服一升，不愈再服一升（现代用法：水煎服）。
【功　效】	清热解毒，凉血止痢。
【主　治】	热毒痢疾。腹痛，里急后重，肛门灼热，下利脓血，赤多白少，渴欲饮水，舌红苔黄，脉弦数。

●《伤寒论》相关条文

热利下重者，白头翁汤主之。（371，本条也见于《金匮要略·呕吐哕下利病脉证治第十七》）

下利欲饮水者，以有热故也，白头翁汤主之。（373）

●临床应用

1. 适用范围　本方常用于细菌性痢疾、阿米巴痢疾等中医辨证属热毒偏盛者。

2. 辨证要点　腹痛，里急后重，下利脓血，赤多白少，舌红苔黄，脉弦数。

3. 使用注意　脾肾虚寒证者不可使用。

●配伍解析

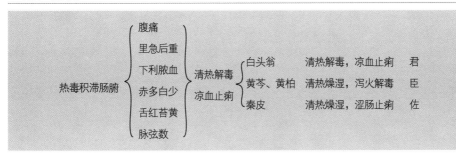

四药合用，共奏清热解毒，凉血止痢之功。

●药理研究

本方主要有抑菌[1]、抗病毒[2]、抗溃疡[3]等作用。

◇参考文献

[1] 徐倩倩，郭时金，王艳萍，等. 白头翁汤方及其单味药水提取液对猪鸡大肠杆菌体外抑菌活性的测定 [J]. 黑龙江畜牧兽医，2016（6）：185-187.

[2] 颜贵明，张梦翔，夏丹，等. 白头翁汤正丁醇提取物对热带念珠菌毒力因子的影响 [J]. 中国中药杂志，2015，40（12）：2396-2342.

[3] 周鹏志，刘凤斌，罗琦，等. 白头翁汤对溃疡性结肠炎小鼠肠道 miR-19α 表达的影响 [J]. 南方医科大学学报，2012，32（11）：1597-1599.

白虎加人参汤

《伤寒论》

【歌　诀】	白虎加参气阴伤，烦渴脉大饮水浆，汗出过多脉成芤，背微恶寒舌焦黄。
【组　成】	知母六两（18g）　石膏碎，绵裹，一斤（50g）　甘草炙，二两（6g）　粳米六合（9g）　人参三两（10g）
【用　法】	上五味，以水一斗，煮米熟汤成，去滓，温服一升，日三服（现代用法：水煎，米熟汤成，温服）。
【功　效】	清热，益气，生津。
【主　治】	气分热盛，气阴两伤证。汗、吐、下后，里热炽盛，而见四大症者；白虎汤证见有背微恶寒，或饮不解渴，或脉浮大而芤，以及暑热病见有身大热属气津两伤者。

●《伤寒论》相关条文

服桂枝汤，大汗出后，大烦渴不解，脉洪大者，白虎加人参汤主之。（26）

伤寒若吐若下后，七八日不解，热结在里，表里俱热，时时恶风，大渴，舌上干燥而烦，欲饮水数升者，白虎加人参汤主之。（168）

伤寒无大热，口燥渴，心烦，背微恶寒者，白虎加人参汤主之。（169）

伤寒脉浮，发热无汗，其表不解，不可与白虎汤。渴欲饮水，无表证者，白虎加人参汤主之。（170）

若渴欲饮水，口干舌燥者，白虎加人参汤主之。（222）

●《金匮要略》相关条文

太阳中热者，暍是也。汗出恶寒，身热而渴，白虎加人参汤主之。（痉湿暍病脉证第二）

●临床应用

1.适用范围　本方常用于各种感染性疾病，如大叶性肺炎、流行性乙型脑炎、流行性出血热以及小儿夏季热、糖尿病、中暑等中医辨证属气分热盛、气阴两伤证者。

2.辨证要点　汗、吐、下后，兼见身大热、汗大出、口大渴、脉洪大有力。

3.使用注意　本方治疗气分热盛、气津两伤者，单纯气分热盛证或者各种热性病后期身无大热、气津两伤者，不可使用。

●配伍解析

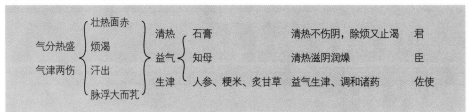

方中石膏、知母相须配伍，清热除烦生津之力强，人参、粳米、炙甘草益气生津，顾护脾胃，可防止全方大寒伤中之弊。如此配伍，清热与益气生津并用。

●药理研究

本方主要有抗炎[1]、降糖[2]、增强免疫力[3]、保护心肌细胞[4]等作用。

●典型医案

从军王武经病，始呕吐，俄为医者下之，已八九日，而内外发热。予诊之曰：当行白虎加人参汤。或云既吐复下，是里虚矣，白虎可行乎？予曰：仲景云见太阳篇二十八证，若下后，七八日不解，热结在里，表里俱热者，白虎加人参汤。证相当也，盖吐者为其热在胃脘，而脉致令虚大。三投而愈。（《伤寒九十论》）

◇参考文献

[1]覃文玺，张春霞，张力.白虎加人参汤对重度烧伤大鼠早期炎症反应的影响[J].广西中医药，2012，35（1）：55-57.

[2]王伟明，张洪娟，王朝宇.白虎加人参汤中药饮粒与传统中药饮片降血糖作用对比实验研究[J].黑龙江医药，2002，15（5）：376-377.

[3]郑家铿，戴锦成，杨竣联，等.人参白虎汤加减方对糖尿病大鼠血糖及免疫功能影响的实验研究[J].福建中医学院学报，2001，11（1）：40-43.

[4]覃文玺，唐乾利，伍松合，等.白虎加人参汤对烧伤大鼠早期心肌保护作用的实验研究[J].广西中医学院学报，2007，10（4）：3-6.

白虎汤

《伤寒论》

【歌　诀】	白虎汤用石膏偎，知母甘草粳米陪，亦有加入人参者，躁烦热渴舌生苔。
【组　成】	石膏一斤,碎(50g)　知母六两(18g)　甘草二两,炙(6g)　粳米六合(9g)
【用　法】	上四味，以水一斗，煮米熟汤成，去滓，温服一升，日三服（现代用法：水煎，米熟汤成，温服）。
【功　效】	清热生津。
【主　治】	阳明气分热盛证。壮热面赤，烦渴引饮，汗出恶热，脉洪大有力。

●《伤寒论》相关条文

伤寒脉浮滑，此以表有热，里有寒，白虎汤主之。（176）

三阳合病，腹满身重，难以转侧，口不仁，面垢，谵语遗尿。发汗则谵语。下之则额上生汗，手足逆冷。若自汗出者，白虎汤主之。（219）

伤寒脉滑而厥者，里有热，白虎汤主之。（350）

●临床应用

1.适用范围　本方常用于感染性疾病，如大叶性肺炎、流行性乙型脑炎、流行性出血热、牙龈炎以及小儿夏季热、糖尿病、风湿性关节炎等中医辨证属气分热盛者。

2.辨证要点　身大热、汗大出、口大渴、脉洪大有力。

3.使用注意　《温病条辨》提出"四禁"：不汗出者；不烦渴者；脉浮细而弦者；脉沉者。而血虚发热、脉洪不胜重按者及真寒假热的阴盛格阳证、气虚发热者等均不可误用。

●配伍解析

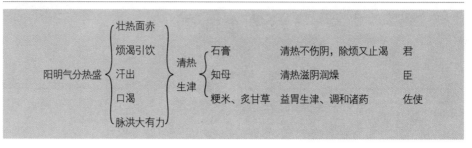

本方石膏、知母相须配伍，清热除烦生津之力尤增，甘草、粳米益胃生津，可防止全方大寒伤中之弊。

●药理研究

本方主要有解热[1]、抗炎[2]、增强免疫力[3]、降血糖[4]等作用。

◇参考文献

[1] 杨斌，徐向东．白虎汤对内毒素致热家兔的解热作用及其机制研究 [J]．吉林中医药，2015，31（5）：508-511.

[2] 赵海霞，徐向东．白虎汤的抗炎作用及其机理研究 [J]．时珍国医国药，2013，24（1）：60-62.

[3] 胡星星，刘绎云，刘克琴，等．白虎汤脓毒症患者的免疫调节作用 [J]．中国中医急症，2016，25（2）：251-254.

[4] 李文花，罗加坤，李明强．白虎汤治疗 2 型糖尿病的临床疗效 [J]．医学伦理与实践，2014，27（2）：194-195.

瓜蒌薤白白酒汤

《金匮要略》

【歌　诀】	瓜蒌薤白白酒汤，胸痹胸闷痛难当，喘息短气时咳唾，难卧再加半夏良。
【组　成】	瓜蒌实一枚（12g）　薤白半升（12g）　白酒七升（适量）
【用　法】	三味同煮，取二升，分温再服（现代用法：用适量黄酒加水煎服）。
【功　效】	通阳散结，行气祛痰。
【主　治】	胸阳不振，痰气互结之胸痹轻证。胸部满痛，甚至胸痛彻背，喘息咳唾，短气，舌苔白腻，脉沉弦或紧。

●《金匮要略》相关条文

胸痹之病，喘息咳唾，胸背痛，短气，寸口脉沉而迟，关上小紧数，栝楼薤白白酒汤主之。（胸痹心痛短气病脉证治第九）

●临床应用

1. 适用范围　本方常加减用于冠脉综合征、冠心病心绞痛、慢性支气管炎、慢性胃炎、非化脓性肋骨炎、肋间神经痛等中医辨证属胸阳不振，痰浊气滞证候者。

2. 辨证要点　胸中闷痛，喘息咳唾，短气，舌苔白腻，脉沉弦。

3. 使用注意　证属阳虚气弱，尤以虚寒证明显者禁用。

●配伍解析

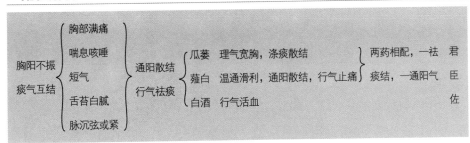

本方药物配伍精当，共奏通阳散结，行气祛痰之功。使胸中阳气宣通，痰浊消而气机畅，则胸痹喘息诸症自除。

●药理研究

　　本方主要具有减慢心率、增加心肌收缩力[1]、抑制血清胆固醇升高、降低血脂、祛痰[2]、抗凝血、抗血栓[3]、抑制凝血系统治疗硬膜下血肿[4]等作用。

◇参考文献

[1] 李明明，黄芳，韩林涛，等．瓜蒌薤白白酒汤对大鼠心肌缺血再灌注损伤的保护作用 [J]．中国实验方剂学杂志，2013，16：188-192.

[2] 孙志强，郑冀，代龙．瓜蒌薤白药理作用研究进展 [J]．江西中医药，2010，11：76-78.

[3] 谢辉，许惠琴，李虹．薤白提取物对小鼠凝血时间及体内血栓形成的影响 [J]．时珍国医国药，2004，12：811-812.

[4] 卞海，杨帆，张静，等．瓜蒌薤白白酒汤对硬膜下血肿模型大鼠抗凝血实验 [J]．中成药，2015，6：1333-1335.

半夏泻心汤

《伤寒论》

【歌　诀】	半夏泻心黄连芩，干姜甘草与人参，大枣和之治虚痞，法在降阳而和阴。
【组　成】	半夏洗，半升（12g）　黄芩　干姜　人参各三两（各9g）　黄连一两（3g）　大枣擘，十二枚（4枚）　甘草炙，三两（9g）
【用　法】	上七味，以水一斗，煮取六升，去滓，再煎，取三升，温服一升，日三服（现代用法：水煎服）。
【功　效】	寒热平调，散结除痞。
【主　治】	寒热互结之痞证。心下痞，但满而不痛，或呕吐，肠鸣下利，舌苔腻而微黄。

●《伤寒论》相关条文

伤寒五六日，呕而发热者，柴胡汤证具，而以他药下之，柴胡证仍在者，复与柴胡汤。此虽已下之，不为逆，必蒸蒸而振，却发热汗出而解。若心下满而硬痛者，此为结胸也，大陷胸汤主之。但满而不痛者，此为痞，柴胡不中与之，宜半夏泻心汤。（149）

●《金匮要略》相关条文

呕而肠鸣，心下痞者，半夏泻心汤主之。（呕吐哕下利病脉证治第十七）

●临床应用

1. 适用范围　本方常用于急慢性胃肠炎、慢性结肠炎、慢性肝炎、早期肝硬化等中医辨证属中气虚弱，寒热互结者。

2. 辨证要点　心下痞满，呕吐，下利，苔腻微黄。

●配伍解析

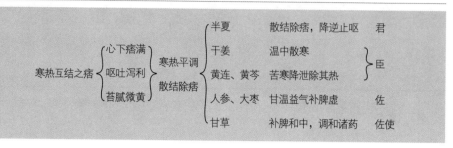

诸药相伍，使寒去热清，升降复常，则痞满可除，呕利自愈。

●药理研究

　　本方主要有调节胃肠动力[1]、减轻幽门螺杆菌对细胞的损伤[2]、抑制结肠炎向癌转变[3]、改善糖代谢功能[4]等作用。

◇参考文献

[1] 肖开春. 半夏泻心汤调节胃肠动力的物质基础及作用机理研究 [D].
　　成都：西南交通大学，2013.

[2] 姜成，刘芬，鄢春锦，等. 半夏泻心汤对幽门螺杆菌诱导 GES-1 细胞
　　凋亡及 Bax 表达的影响 [J]. 中华中医药杂志，2014，29（8）：2631-
　　2634.

[3] 冯娟，刘莉，李宇华，等. 半夏泻心汤抑制 OMH/OSS 诱导的结肠炎相
　　关性结肠癌的发生 [J]. 世界华人消化杂志，2007，15（14）：1609-
　　1614.

[4] 邱桂兰，黄秀深，张丰华，等. 半夏泻心汤对糖尿病大鼠糖原合成及
　　GLUT4 表达的影响 [J]. 中国实验方剂学杂志，2011，17（21）：207-
　　209.

半夏厚朴汤

《金匮要略》

【歌　诀】	半夏厚朴痰气舒，茯苓生姜共紫苏，加枣同煎名四七，痰凝气滞皆能除。
【组　成】	半夏一升（12g）　厚朴三两（9g）　茯苓四两（12g）　生姜五两（15g）　苏叶二两（6g）
【用　法】	以水七升，煮取四升，分温四服，日三夜一服（现代用法：水煎服）。
【功　效】	行气散结，降逆化痰。
【主　治】	梅核气。咽中如有物阻，咯吐不出，吞咽不下，胸膈满闷，或咳或呕，舌苔白润或白滑，脉弦缓或弦滑。

●《金匮要略》相关条文

妇人咽中如有炙脔，半夏厚朴汤主之。（妇人杂病脉证并治第二十二）

●临床应用

1. 适用范围　本方常用于咽异感症、瘿症、焦虑性神经症、抑郁症、顽固性失眠、慢性咽喉炎、慢性支气管炎、慢性胃炎、食管痉挛、化疗或放疗所致恶心呕吐，以及反流性食管炎、结肠肝（脾）曲综合征、精神分裂症、梅尼埃病、脑震荡后遗症、甲状腺腺瘤、颈前血管瘤、环状骨膜炎、闭经、婴幼儿秋季腹泻、新生儿幽门痉挛等中医辨证属气滞痰阻者。

2. 辨证要点　咽中如有物阻，咯吐不出，吞咽不下，苔白润，脉弦滑。

3. 使用注意　方中多为辛温苦燥之品，仅适宜于痰气互结而无热者；若见颧红口苦、舌红少苔属于气郁化火，阴伤津少者，虽具梅核气之特征，亦不宜使用本方。

●配伍解析

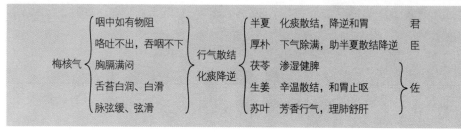

全方辛苦合用，辛以行气散结，苦以燥湿降逆，使郁气得疏，痰涎得化，则痰气郁结之梅核气自除。

●药理研究

本方主要具有抗脂质过氧化损伤、保护和修复胃黏膜[1]、镇静[2]、抗抑郁[3]、止吐、增进肠道功能[4]等作用。

◇参考文献

[1] 李宁宁，郭海，雷延飞. 半夏厚朴汤加味对慢性萎缩性胃炎大鼠胃黏膜血流量及脂质过氧化损伤的影响研究 [J]. 现代中西医结合杂志，2016，20：2170-2172，2179.

[2] 沈淑洁，郭春华，刘少磊，等. 基于 1H-NMR 技术的半夏厚朴汤镇静催眠代谢组学研究 [J]. 中国中药杂志，2016，8：1511-1515.

[3] 马占强，李瑞鹏，李月碧，等. 半夏厚朴汤抗抑郁作用——改善脑内氧化应激水平 [J]. 药学与临床研究，2014，3：205-208.

[4] 王璐璐，李思洵，张兴德. 半夏厚朴汤对顺铂作用后小鼠胃肠排空的影响 [J]. 山西中医，2015，6：56-57.

六画

芎归胶艾汤（胶艾汤）

《金匮要略》

【歌　诀】	金匮胶艾调经方，血虚有寒冲任伤，芎归地芍与甘草，胎漏下血服之安。
【组　成】	川芎二两（6g）　阿胶二两（6g）　甘草二两（6g）　艾叶三两（9g） 当归三两（9g）　芍药四两（12g）　干地黄六两（15g）
【用　法】	以水五升，清酒三升，合煮，取三升，去滓，内胶令消尽，温服一升，日三服。不瘥更作（现代用法：水煎服）。
【功　效】	养血止血，调经安胎。
【主　治】	妇人冲任虚损，血虚有寒证。崩漏下血，月经过多，淋漓不止，产后或流产损伤冲任，下血不绝，或妊娠胞阻，胎漏下血，腹中疼痛。

●《金匮要略》相关条文

师曰：妇人有漏下者，有半产后因续下血都不绝者，有妊娠下血者。假令妊娠腹中痛，为胞阻，胶艾汤主之。（妇人妊娠病脉证并治第二十）

●临床应用

1. 适用范围　本方常用于妇女月经过多、习惯性流产、先兆流产、异常子宫出血等中医辨证属冲任虚损，血虚有寒者。

2. 辨证要点　崩漏或月经过多，血色淡，质稀，腰酸乏力，面色无华，舌淡脉细。

●配伍解析

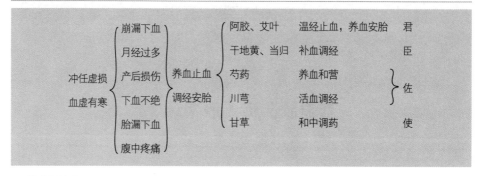

●药理研究

本方可使虚寒失血证模型小鼠血浆组织纤溶酶原激活剂含量降低而纤溶酶原激活剂抑制物含量增加，从而抑制激活纤溶；并可使血浆血管性假血友病因子含量下降，保护血管内皮细胞[1]；使失血性贫血小鼠的血红蛋白含量升高，红细胞数增加[2]；增加小鼠脾脏及胸腺指数，增强小鼠腹腔巨噬细胞的吞噬功能，提高小鼠淋巴细胞转化率，具有提高机体免疫功能的作用[3]；兴奋小鼠离体子宫肌，提高去卵巢大鼠血清雌二醇和孕酮含量，具有缩宫止血和调节内分泌的作用[4]。

◇参考文献

[1] 任利，张红瑞，翟亚平，等.胶艾汤止血作用的机制研究 [J].山东中医杂志，2002，21（3）：170-172.

[2] 李祥华，王文英，张家均.胶艾汤补血健脾作用研究 [J].中药药理与临床，2005，21（1）：4-5.

[3] 李祥华，张家均，王文英，等.胶艾汤对小鼠免疫功能的影响 [J].时珍国医国药，2005，16（5）：378-379.

[4] 任利，翟亚平，商保军.胶艾汤缩宫止血作用及对性激素水平的影响 [J].陕西中医，2001，22（6）：380-381.

当归四逆汤

《伤寒论》

【歌　诀】	当归四逆芍桂枝，细辛甘枣通草施，温经散寒通血脉，血虚寒厥此方宜。
【组　成】	当归三两（9g）　桂枝去皮，三两（9g）　芍药三两（9g）　细辛三两（3g）　甘草炙，二两（6g）　通草二两（6g）　大枣擘，二十五枚（8枚）
【用　法】	上七味，以水八升，煮取三升，去滓。温服一升，日三服（现代用法：水煎服）。
【功　效】	温经散寒，养血通脉。
【主　治】	血虚寒厥证。手足厥寒，或腰、股、腿、足、肩臂疼痛，口不渴，舌淡苔白，脉沉细或细而欲绝。

●《伤寒论》相关条文

手足厥寒，脉细欲绝者，当归四逆汤主之。（351）

●临床应用

1. 适用范围　本方常用于血栓闭塞性脉管炎、无脉症、雷诺病、小儿麻痹、冻疮、妇女痛经、肩周炎、风湿性关节炎等中医辨证属血虚寒凝者。

2. 辨证要点　手足厥寒，骨节疼痛，脉沉细欲绝。

●配伍解析

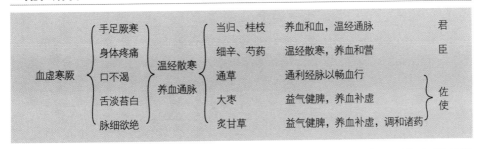

本方由桂枝汤去生姜，倍大枣，加当归、通草、细辛组成，温阳与散寒并用，养血与通脉共施，温而不燥，补而不滞。

● **药理研究**

本方主要有抗凝血、抗血栓[1]、镇痛抗炎[2]、解痉[3-4]等作用。

● **典型医案**

罗谦甫治赵运使夫人，年五十八岁，于至元甲戌三月中，病脐腹冷疼，相引胁下痛不可忍，反复闷乱，不得安卧，以当归四逆汤主之，灸中庭穴。（《续名医类案》）

◇ **参考文献**

［1］黄芳，黄罗生，成俊，等．当归四逆汤活血化瘀作用的实验研究［J］．中国实验方剂学杂志，1999，5：33-35.

［2］窦昌贵，成俊，黄芳，等．当归四逆汤镇痛抗炎作用的实验研究［J］．中国实验方剂学杂志，1999，5：40-41.

［3］阮叶萍，金铭．当归四逆汤镇痛作用实验研究［J］．浙江中医药大学学报，2012，10：1108-1111.

［4］齐峰，赵舒，崔健美，等．当归四逆汤对原发性痛经模型大鼠的影响［J］．江西中医药，2012，7：63-65.

竹叶石膏汤

《伤寒论》

【歌　诀】	竹叶石膏汤人参，麦冬半夏甘草临，再加粳米同煎服，暑烦热渴脉虚寻。
【组　成】	竹叶二把(6g)　石膏一斤(50g)　半夏半升，洗(9g)　麦门冬一升，去心(20g)　人参二两(6g)　甘草二两，炙(6g)　粳米半升(10g)
【用　法】	上七味，以水一斗，煮取六升，去滓，内粳米，煮米熟，汤成去米，温服一升，日三服（现代用法：水煎，米熟汤成，去米，温服）。
【功　效】	清热生津，益气和胃。
【主　治】	伤寒、温病、暑病余热未清，气津两伤证。身热多汗，心胸烦闷，气逆欲呕，口干喜饮，或虚烦不寐，舌红苔少，脉虚数。

●《伤寒论》相关条文

伤寒解后，虚羸少气，气逆欲吐，竹叶石膏汤主之。（397）

●临床应用

1. 适用范围　本方常用于流行性脑脊髓膜炎后期、夏季热、中暑等中医辨证属余热未清，气津两伤者。糖尿病的干渴多饮属中医辨证胃热阴伤者，亦可应用。

2. 辨证要点　身热多汗，心烦喜饮，气逆欲呕，舌红苔少，脉虚数。

3. 使用注意　本方清凉质润，如内有痰湿或阳虚发热者，均应忌用。

●配伍解析

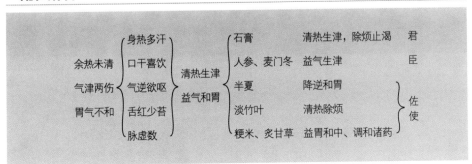

方中石膏与人参、麦冬配伍，清补并行；半夏虽性温，但与全方清热生津之品配伍，则温燥之性去而降逆之用存，且可使人参、麦冬补而不滞。

●**药理研究**

本方主要有抑菌[1]、降糖[2]等作用。

◇**参考文献**

［1］太加斌，李琳，高静东，等．竹叶石膏汤治疗深部念珠菌病的实验研究
　　［J］．广东中医药大学学报，2005，22（1）：49-52.
［2］童奎骅，王兴华．竹叶石膏汤治疗2型糖尿病中消型患者餐后高血糖60
　　例［J］．中国中医药科技，2012，19（2）： 190.

防己黄芪汤

《金匮要略》

【歌 诀】	金匮防己黄芪汤，白术枣草与生姜，汗出恶风兼身肿，表虚湿胜服之良。
【组 成】	防己一两（12g） 黄芪去芦，一两一分（15g） 甘草炒，半两（6g） 白术七钱半（9g）
【用 法】	上锉麻豆大，每抄五钱匕（15g），生姜四片，大枣一枚，水盏半，煎八分，去滓温服，良久再服。服后当如虫行皮中，以腰以下如冰，后坐被上，又以一被绕腰以下，温令微汗，瘥（现代用法：作汤剂，加生姜4片，大枣1枚，水煎服，用量按原方比例酌定，服后取微汗）。
【功 效】	益气祛风，健脾利水。
【主 治】	风水或风湿证。汗出恶风，身重微肿，或关节疼痛，小便不利，舌淡苔白，脉浮。

● 《金匮要略》相关条文

风湿，脉浮身重，汗出恶风者，防己黄芪汤主之。（痉湿暍病脉证第二）

风水，脉浮身重，汗出恶风者，防己黄芪汤主之。腹痛者加芍药。（水气病脉证并治第十四）

外台防己黄芪汤 治风水，脉浮为在表，其人或头汗出，表无他病，病者但下重，从腰以上为和，腰以下当肿及阴，难以屈伸。（水气病脉证并治第十四·附方）

● 临床应用

1. 适用范围 本方现代常用于治疗急、慢性肾小球肾炎，心源性水肿，风湿性关节炎等中医辨证属气虚湿盛者。

2. 辨证要点 汗出恶风，身重或肿，小便不利，舌淡苔白，脉浮。

3. 使用注意 水湿为阴邪，其性重浊黏滞，又兼气虚不固，故本方应用以药后微微汗出为宜，不可大汗、过汗。原方用法"良久再服""后坐被上，又以一被绕腰以下，温令微汗"可借鉴。

●配伍解析

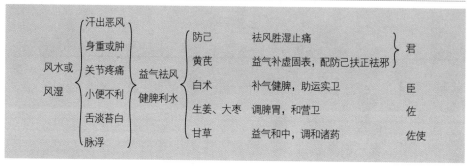

●药理研究

本方具有抗肾间质纤维化[1]、维持肾小球足细胞表型分子表达[2]、降低蛋白尿、促进间质细胞生长、抑制胶质细胞生长[3]、抗氧化损伤[4]等作用。

◇参考文献

[1] 俞东容，杨汝春，王军，等. 防己黄芪汤防治肾间质纤维化的实验研究[J]. 中华中医药学刊，2008，5：1000-1002.

[2] 俞东容，杨汝春，林宜，等. 防己黄芪汤对阿霉素肾病大鼠蛋白尿及足细胞病变的影响[J]. 中国中西医结合肾病杂志，2009，4：295-298，377.

[3] 乔铁，马进，刘丽，等. 防己黄芪汤对阿霉素肾病大鼠蛋白尿及水通道蛋白2的影响[J]. 中医药信息，2015，4：17-19.

[4] 张珂，肖娅萍，邵显会，等. 防己黄芪汤的抗氧化活性研究[J]. 中成药，2012，6：1018-1021.

七画

麦门冬汤

《金匮要略》

【歌　诀】	麦门冬汤用人参，枣草粳米半夏存，肺痿咳逆因虚火，益胃生津此方珍。
【组　成】	麦门冬七升（42g）　半夏一升（6g）　人参三两（9g）　甘草二两（6g）　粳米三合（3g）　大枣十二枚（4枚）
【用　法】	上六味，以水一斗二升，煮取六升，温服一升，日三夜一服（现代用法：水煎服）。
【功　效】	滋养肺胃，降逆下气。
【主　治】	1.虚热肺痿　咳嗽气喘，咽喉不利，咯痰不爽，或咳唾涎沫，口干咽燥，手足心热，舌红少苔，脉虚数。 2.胃阴不足证　呕吐，纳少，呃逆，口渴咽干，舌红少苔，脉虚数。

●《金匮要略》相关条文

　　火逆上气，咽喉不利，止逆下气者，麦门冬汤主之。（肺痿肺痈咳嗽上气病脉证治第七）

●临床应用

　　1.适用范围　本方常用于慢性支气管炎、支气管扩张症、肺结核、硅肺、胃及十二指肠溃疡、慢性萎缩性胃炎等中医辨证属肺胃阴虚，气火上逆者。

　　2.辨证要点　咳吐涎沫，短气喘促，舌红少苔，脉虚数。

　　3.使用注意　虚寒性肺痿不宜使用本方。

经
方
百
药

●配伍解析

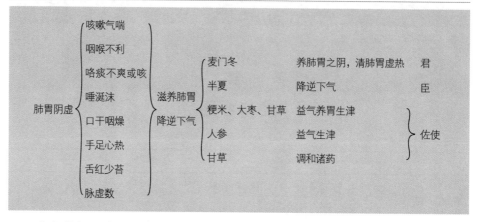

全方药仅六味，以润为主，以降为辅，养胃阴而润肺燥，降逆气而止咳唾，如此则虚火降，咽喉利，枯涩、气逆亦可愈。

●药理研究

本方主要有抗肿瘤[1]、改善胃肠功能紊乱[2]、抗肺纤维化[3]、增强免疫力[4]、镇咳[5]等作用。

◇参考文献

［1］蒋时红，孙超龙，刘燕，等.麦门冬汤诱导人肺腺癌A549细胞凋亡作用及其机制［J］.中华中医药杂志，2015，4：1236-1238.

［2］李红平，毛万姬，邹学正.丹白麦门冬汤对慢性萎缩性胃炎大鼠胃黏膜病理形态学的影响［J］.陕西中医，2007，2：243-245.

［3］张瑞，宋建平，李瑞琴，等.麦门冬汤对肺纤维化大鼠形成阶段的影响［J］.中华中医药学刊，2012，9：2022-2024.

［4］王振亮，宋建平，邓伟，等.麦门冬汤对BALB/C硬皮病小鼠CD4+、CD8+T细胞及腹腔巨噬细胞活力的影响［J］.国医论坛，2013，6：59-61.

［5］史青.麦门冬汤治疗呼吸道炎症的分子药理机制研究［J］.国外医学（中医中药分册），2002，4：213-214.

吴茱萸汤

《伤寒论》

【歌　诀】	吴茱萸汤重用姜，人参大枣共煎尝，厥阴头痛胃寒呕，温中补虚降逆良。
【组　成】	吴茱萸洗，一升（9g）　人参三两（9g）　生姜切，六两（18g）　大枣擘，十二枚（4枚）
【用　法】	上四味，以水七升，煮取二升，去滓。温服七合，日三服（现代用法：水煎服）。
【功　效】	温中补虚，降逆止呕。
【主　治】	1.胃寒呕吐证　食谷欲呕，或兼胃脘疼痛，吞酸嘈杂，舌淡，脉沉弦而迟。 2.肝寒上逆证　干呕吐涎沫，头痛，巅顶痛甚，舌淡，脉沉弦。 3.肾寒上逆证　呕吐下利，手足厥冷，烦躁欲死，舌淡，脉沉细。

● **《伤寒论》相关条文**

食谷欲呕，属阳明也，吴茱萸汤主之。得汤反剧者，属上焦也。（243）
少阴病，吐利，手足逆冷，烦躁欲死者，吴茱萸汤主之。（309）
干呕吐涎沫，头痛者，吴茱萸汤主之。（378）

● **临床应用**

1.适用范围　本方常用于神经性呕吐、神经性头痛、偏头痛、梅尼埃病、急性胃炎、消化性溃疡、高血压、眼疾、妊娠呕吐等中医辨证属肝胃虚寒者。

2.辨证要点　食谷欲呕，或干呕、吐涎沫、巅顶疼痛，或呕吐下利、四肢厥冷，舌淡，脉沉弦细迟。

3.使用注意　胃热呕吐、阴虚呕吐或肝阳上亢之头痛者均禁用本方。

●配伍解析

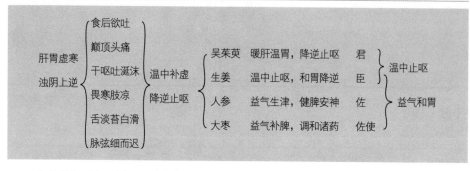

本方肝、肾、胃三经同治，温、降、补三法并施，但以温降为主。

●药理研究

　　本方主要有止呕、止泄、改善心脏功能、改善外周循环、镇痛、镇静、舒张血管[1]、抗消化性溃疡[2-3]、抑制肿瘤生长[4]的作用。

◇参考文献

［1］李冀，蒋蕾，毕君辉．吴茱萸汤的临床应用及实验研究进展［J］．中医药信息，2008（5）：62-64.

［2］李冀，柴剑波，赵伟国．吴茱萸汤抗大鼠幽门结扎型胃溃疡作用机理的实验研究［J］．中医药信息，2007（6）：53-54，83.

［3］李冀，柴剑波，赵伟国．吴茱萸汤对醋酸涂抹型胃溃疡大鼠溃疡指数及血浆6-Keto-PGF1α含量的影响［J］．辽宁中医杂志，2008，35（2）：179.

［4］王莉．吴茱萸汤对鼠S180生长的抑制作用及其机制的实验研究［D］．沈阳：辽宁中医药大学，2006.

附子汤

《伤寒论》

【歌　诀】	附子汤中人参苓，白术芍药共成方，祛寒化湿温脾肾，肢冷身痛寒湿除。
【组　成】	附子炮，去皮，破八片，二枚（15g）　茯苓三两（9g）　人参二两（6g）白术四两（12g）　芍药三两（9g）
【用　法】	上五味，以水八升，煮取三升，去滓，温服一升，日三服（现代用法：水煎服）。
【功　效】	温经助阳，祛寒化湿。
【主　治】	阳虚寒湿内侵证。身体骨节疼痛，恶寒肢冷，口不渴，舌淡苔白滑，脉沉微。

●《伤寒论》相关条文

少阴病，得之一二日，口中和，其背恶寒者，当灸之，附子汤主之。（304）

少阴病，身体痛，手足寒，骨节痛，脉沉者，附子汤主之。（305）

●临床应用

1.适用范围　本方现代常用于治疗风湿性关节炎、类风湿关节炎、心血管疾病、胃肠道疾病等中医辨证属阳虚寒凝湿滞者。

2.辨证要点　身体骨节疼痛，恶寒肢冷，苔白滑，脉沉微。

3.使用注意　本方附子用量较大，且有明显毒性，使用时应注意附子的煎煮、用量、炮制要求。

●配伍解析

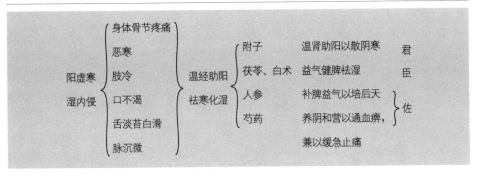

●药理研究

本方具有抗心肌缺血、缺氧[1]、抗炎[2]、镇痛[3]等药理作用。

◇参考文献

[1] 韩涛，刘持年，王树荣，等.附子汤对心血管药理的作用研究[J].山东中医学院学报，1992，5：33-36，73.

[2] 李睿明，王明亮，雷朝霞，等.附子汤合芍药甘草汤镇痛抗炎作用研究[J].现代中西医结合杂志，2002，10：899-901.

[3] 汪瑶，谢伟英，沈洁波，等.附子汤对蟾蜍坐骨神经动作电位的影响[J].辽宁中医药大学学报，2012，2：192-193.

八画

抵当汤

《伤寒论》

【歌　诀】	大黄三两抵当汤，里指任冲不指胱，虻蛭桃仁各三十，攻其血下定其狂。
【组　成】	水蛭熬，30个（6g）　　虻虫去翅足，熬，30个（6g）　　桃仁去皮尖，20个（9g） 大黄酒洗，三两（9g）
【用　法】	以水五升，煮取三升，去滓，温服一升。不下，更服（现代用法：水煎服）。
【功　效】	破血逐瘀。
【主　治】	下焦蓄血证。少腹硬满，小便自利，大便硬而色黑易解，身黄有微热，脉沉结，或狂躁，或喜忘，或经水不利，脉沉涩。

●《伤寒论》相关条文

太阳病六七日，表证仍在，脉微而沉，反不结胸，其人发狂者，以热在下焦，少腹当硬满，小便自利者，下血乃愈。所以然者，以太阳随经，瘀热在里故也。抵当汤主之。（124）

太阳病身黄，脉沉结，少腹硬，小便不利者，为无血也。小便自利，其人如狂者，血证谛也，抵当汤主之。（125）

阳明证，其人喜忘者，必有蓄血。所以然者，本有久瘀血，故令喜忘。屎虽硬，大便反易，其色必黑者，宜抵当汤下之。（237）

病人无表里证，发热七八日，虽脉浮数者，可下之。假令已下，脉数不解，合热则消谷喜饥，至六七日不大便者，有瘀血，宜抵当汤。（257）

●临床应用

1.适用范围　本方常用于中风后遗症、脑梗死、精神分裂症、闭经、癃闭等中医辨证属瘀热互结者。

2. 辨证要点　少腹硬满，小便自利，舌暗，脉沉涩。

3. 使用注意　非属瘀结证实者，本方不可使用；老年体衰及孕妇禁用。

●配伍解析

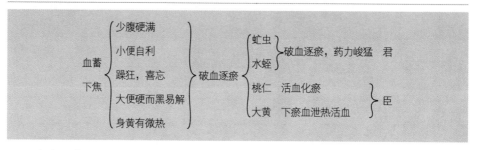

本方配伍一是遣药较猛，药力尤著，意在峻攻；二是活中寓下，因势利导，使邪去有路。全方的用药结构及配伍特点，体现了"因势利导，引而竭之"的用药原则。

●药理研究

本方主要具有扩张血管、解除平滑肌痉挛、降低血液黏度、抗血栓、降血压[1]、强心[2]、促进损伤神经元修复[3]、降血脂[4]、抗炎[5]等多种作用。

◇参考文献

[1] 马东明，张玥，王彬，等．抵当汤调控深静脉血栓形成大鼠模型 IκBα 表达的实验研究 [J]．四川中医，2016，2：49-51.

[2] 张凯，储全根，毕华剑，等．抵当汤对糖尿病大鼠心肌组织 JAK2/STAT3 信号通路的影响 [J]．安徽中医药大学学报，2016，2：65-69.

[3] 王康锋，张立娟，孙西庆，等．抵当汤对阿尔茨海默病大鼠学习记忆能力的影响 [J]．中国当代医药，2014，8：16-18.

[4] 丁宁，郭素丽，张玲，等．抵当汤对高脂饮食胰岛素抵抗大鼠血栓素 A₂、6-酮-前列腺素的影响 [J]．中药药理与临床，2014，3：1-4.

[5] 刘宾，刘文礼．抵当汤对慢性前列腺炎大鼠组织匀浆 TNF-α，IL-6，IgG 含量的影响 [J]．中国实验方剂学杂志，2013，9：281-283.

苓甘五味姜辛汤

《金匮要略》

【歌 诀】	苓甘五味姜辛汤，温肺化饮此方佳，寒饮咳嗽痰量多，胸膈痞满服之康。
【组 成】	茯苓四两(12g)　甘草三两(6g)　干姜三两(9g)　细辛三两(5g) 五味子半升(5g)
【用 法】	上五味，以水八升，煮取三升，去滓，温服半升，日三服（现代用法：水煎温服）。
【功 效】	温肺化饮。
【主 治】	寒饮咳嗽证。咳嗽痰多，清稀色白，胸膈痞满，舌苔白滑，脉弦滑。

●《金匮要略》相关条文

青龙汤下已，多唾口燥，寸脉沉，尺脉微，手足厥逆，气从小腹上冲胸咽，手足痹，其面翕热如醉状，因复下流阴股，小便难，时复冒者，与茯苓桂枝五味甘草汤，治其气冲。（痰饮咳嗽病脉证并治第十二·附方）

●临床应用

1.适用范围　本方常用于慢性支气管炎、肺气肿、支气管哮喘等中医辨证属寒饮内停者。

2.辨证要点　咳嗽痰多，清稀色白，苔白滑，脉弦滑。

3.使用注意　凡肺燥有热、阴虚咳嗽、痰中带血者，忌用本方。

●配伍解析

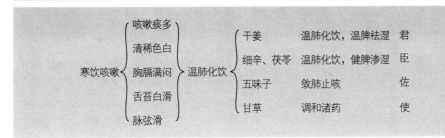

　　各药合用，散中有收，开中有合，标本兼顾，使脾肺之寒得温，痰饮得除，药虽五味，法度严谨，为温肺化痰的有效方剂。

●药理研究

　　本方主要有平喘[1]、抗过敏[2]等作用。

◇参考文献

［1］李岩，李荣科，王燕，等．苓甘五味姜辛汤对哮喘大鼠环腺苷酸、环腺苷酸依赖性蛋白激酶A及水通道蛋白5的影响[J].中国中医药信息杂志，2015，10：67-69.

［2］方素清．苓甘五味姜辛汤加味对变应性鼻炎豚鼠IL-4和IFN-γ含量的影响［J］.中华中医药学刊，2010，2：444-446.

肾气丸

《金匮要略》

【歌　诀】	金匮肾气治肾虚，熟地淮药及山萸，丹皮苓泽加桂附，引火归元热下趋。
【组　成】	干地黄八两（240g）　薯蓣（即山药）　山茱萸各四两（各120g）　泽泻　茯苓　牡丹皮各三两（各90g）　桂枝　附子炮，各一两（各30g）
【用　法】	上为细末，炼蜜和丸，如梧桐子大，酒下十五丸（6g），日再服（现代用法：蜜丸，每服6g，日2次，白酒或淡盐汤送下；亦可作汤剂，水煎服）。
【功　效】	补肾助阳。
【主　治】	肾阳不足证。腰痛脚软，下半身常有冷感，少腹拘急，小便不利，或小便反多，入夜尤甚，阳痿早泄，舌淡而胖，脉虚弱，尺部沉细，以及痰饮、水肿、消渴、脚气、转胞等。

●《金匮要略》相关条文

崔氏八味丸　治脚气上入，少腹不仁。（中风历节病脉证并治第五·附方）

虚劳腰痛，少腹拘急，小便不利者，八味肾气丸主之。（血痹虚劳病脉证并治第六）

夫短气，有微饮，当从小便去之，苓桂术甘汤主之；肾气丸亦主之。（痰饮咳嗽病脉证并治第十二）

男子消渴，小便反多，以饮一斗，小便一斗，肾气丸主之。（消渴小便不利淋病脉证并治第十三）

问曰：妇人病，饮食如故，烦热不得卧，而反倚息者，何也？师曰：此名转胞，不得溺也，以胞系了戾，故致此病，但利小便则愈，宜肾气丸主之。（妇人杂病脉证并治第二十二）

●临床应用

1.适用范围　本方常用于糖尿病、醛固酮增多症、甲状腺功能低下、神经衰弱、慢性肾炎、慢性支气管哮喘等中医辨证属肾阳不足者。

2. 辨证要点　腰痛脚软，下半身常有冷感，少腹拘急，小便失常，舌淡而胖，脉虚弱，尺部沉细。

3. 使用注意　若咽干口燥、舌红少苔，属肾阴不足、虚火上炎者，不宜应用。

●配伍解析

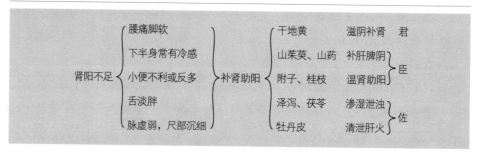

本方于大队滋阴药中配伍少量温阳之品，并非峻补元阳，乃在阴中求阳，微微生火，鼓舞肾气，即取"少火生气"之义。

●药理研究

本方可减轻庆大霉素诱导肾损伤大鼠肾小管上皮细胞坏死，降低肾组织 Notch2/hesl 表达，能通过抑制 Notch2/hesl 信号通路减轻肾脏损伤并促进肾小管上皮细胞的修复[1]；增加老年性痴呆大鼠额叶皮质神经元 NT-3 阳性细胞数量，延缓神经元衰老死亡，防治老年性痴呆大鼠大脑额叶皮质神经元的退变[2]；可使肾阳虚证雄性大鼠生精细胞中 Bcl-2 蛋白表达升高，Bax 蛋白表达降低，从而抑制细胞凋亡，对肾阳虚证雄性大鼠生殖能力有较好的治疗作用[3]；升高链脲佐菌素诱导糖尿病模型大鼠血 $CD4^+$、$CD8^+T$ 细胞的计数及巨噬细胞吞噬率，降低血清 TNF-α、IL-6 水平，增强糖尿病大鼠免疫功能[4]；降低糖尿病模型大鼠空腹血糖、糖化血红蛋白、胰高血糖素、三酰甘油、总胆固醇、低密度脂蛋白及 C 反应蛋白含量，减轻炎症反应[5]；缩短 D-半乳糖致衰老大鼠水迷宫测试中的探索路径长度和搜台潜伏期，减少穿梭回避测试中平均潜伏期、进入错误区时间和遭受电击次数，并可提高衰老模型大鼠脑组织 SOD、谷胱甘肽过氧化物酶（glutathione peroxidase，GSH-Px）活性，降低脑组织 MDA 含量，延缓脑组织的脂质过氧化，改善小鼠的记忆能力，进而延缓脑衰老进程[6]。

◇参考文献

[1] 黄飞，刘成福，王小琴. 金匮肾气丸对庆大霉素诱导肾损伤大鼠肾组织 Notch2/hesl信号通路的影响[J]. 中国中西医结合肾病杂志,2013,14(1): 29-34.

[2] 魏良浩，潘庆，张跃明.《金匮》肾气丸对阿尔茨海默病模型大鼠额叶皮质神经元 NT-3 表达的影响 [J]. 中国中医急症, 2013, 22 (2): 211-213.

[3] 刘贺亮，陈长生，秦军，等. 金匮肾气丸对凋亡相关蛋白 Bcl-2、Bax 在肾阳虚证雄性大鼠生精细胞中表达的影响 [J]. 中国组织工程研究与临床康复, 2011, 15 (11): 2038-2041.

[4] 陈社带，杨慧文. 金匮肾气丸对 STZ 糖尿病模型大鼠免疫功能的影响 [J]. 辽宁医学院学报, 2013, 34 (2): 20-22.

[5] 刘如玉，张捷平，余文珍，等. 金匮肾气丸对糖尿病模型大鼠糖脂代谢及 CRP 的影响 [J]. 福建中医药大学学报, 2013, 23 (4): 32-34.

[6] 郑敏，张黎，张洁，等. 肾气丸对衰老大鼠学习记忆能力和脑组织过氧化的影响 [J]. 动物医学进展, 2013, 34 (6): 32-35.

炙甘草汤（复脉汤）

《伤寒论》

【歌　诀】	炙甘草汤生姜桂，麦冬生地大麻仁，大枣阿胶加酒服，虚劳肺痿效如神。
【组　成】	甘草炙，四两（12g）　生姜切，三两（9g）　桂枝去皮，三两（9g） 人参二两（6g）　生地黄一斤（20g）　阿胶二两（6g）　麦门冬去心，半升（10g）　麻仁半升（10g）　大枣擘，三十枚（10枚）
【用　法】	上以清酒七升，水八升，先煮八味，取三升，去滓，内胶烊消尽，温服一升，日三服（现代用法：水酒各半煎服，阿胶烊化，冲服）。
【功　效】	滋阴养血，益气温阳，复脉定悸。
【主　治】	1.阴血不足，阳气虚弱证　脉结代，心动悸，虚羸少气，舌光少苔，或舌干而瘦小者。 2.虚劳肺痿　咳嗽，涎唾多，形瘦短气，虚烦不眠，自汗盗汗，咽干舌燥，大便干结，脉虚数。

● 《伤寒论》相关条文

　　伤寒脉结代，心动悸，炙甘草汤主之。（177）

● 《金匮要略》相关条文

　　千金翼炙甘草汤一云复脉汤　治虚劳不足，汗出而闷，脉结悸，行动如常，不出百日，危急者，十一日死。（血痹虚劳病脉证并治第六·附方）

　　外台炙甘草汤　治肺痿涎唾多，心中温温液液者。（肺痿肺痈咳嗽上气病脉证治第七·附方）

● 临床应用

　　1.适用范围　本方常用于心律失常、冠心病、病毒性心肌炎、病态窦房结综合征及甲状腺功能低下等中医辨证属阴血不足，阳气虚弱者。

　　2.辨证要点　心动悸，脉结代。

●配伍解析

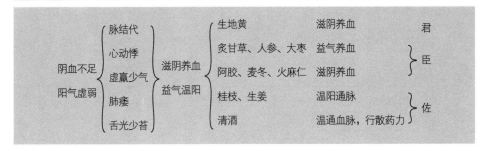

本方滋阴养血，益气温阳，滋而不腻，温而不燥，使气血充盈，阴阳调和。

●药理研究

本方可延长气血两虚型心律失常模型大鼠心律失常的潜伏时间，缩短心律失常的维持时间和降低心律失常的死亡率，提高脾脏系数和胸腺系数，减轻脾脏和胸腺病理损伤，升高外周血红细胞、血红蛋白、血小板值[1]；缩短低镁诱发豚鼠心律失常动作电位时程、50% 和 90% 复极化时间，降低自发放电频率，防治低镁诱发心律失常的发生[2]；提高大鼠在体心肌缺血-再灌注损伤后左心室内压力峰值和左心室内压最大变化速率，降低左心室舒张末期压，提高缺血再灌注损伤后的左心功能；提高血中 SOD 活性，降低 MDA 和活性氧（reactive oxygen，ROS）的含量，增强心肌的抗氧化能力，从而减少细胞膜脂质过氧化损伤，保护心肌[3]。

◇参考文献

[1] 陈兰英，罗雄，胡瑞刚，等. 炙甘草汤对大鼠气血两虚型心律失常及免疫系统的影响 [J]. 中国中医基础医学杂志，2009，15（1）：49-51.

[2] 刘艳明，王雪芳，张晓云. 炙甘草汤对低镁诱发豚鼠心律失常的电生理影响 [J]. 陕西中医，2009，30（6）：734-735.

[3] 袁杰. 炙甘草汤对大鼠在体心肌缺血-再灌注损伤后左心功能及抗氧化酶的影响 [J]. 时珍国医国药，2008，19（2）：411-412.

泽泻汤
《金匮要略》

【歌　诀】	泽泻白术共成方，痰饮冒眩服之良，心悸作呕尿不利，舌苔白腻脉沉缓。
【组　成】	泽泻五两（15g）　白术二两（6g）
【用　法】	上二味，以水二升，煮取一升，分温再服（现代用法：水煎服）。
【功　效】	健脾利水，燥湿除饮。
【主　治】	冒眩。神不爽，头晕目眩，动则加重，泛恶作呕，舌苔白腻，脉沉缓。

●《金匮要略》相关条文

　　心下有支饮，其人苦冒眩，泽泻汤主之。（痰饮咳嗽病脉证并治第十二）

●临床应用

　　1.适用范围　本方现代常用于梅尼埃病、中耳炎、中耳积液、高血压、高血脂、妊娠中毒等中医辨证属痰饮者。

　　2.辨证要点　头目昏眩，动则加重，舌苔白腻，脉沉缓。

　　3.使用注意　本方为消利攻伐之品，故阴虚者及孕妇禁用，中病即止，不可久服。

●配伍解析

冒眩 {
神不爽
头晕目眩
动则加重
泛恶作呕
舌苔白腻
脉沉缓
}

健脾利水 — 泽泻　利水渗湿　君
燥湿除饮 — 白术　健脾燥湿　臣佐

●药理研究

本方具有降压[1]、降脂、抗氧化[2]、抗膜迷路水肿[3]等药理作用。

◇参考文献

[1] 袁圆，赵军，高惠静，等. 泽泻汤对肾性高血压复合高脂血症大鼠的影响 [J]. 中国临床药理学杂志，2013，3：205-207.

[2] 朱广伟，张贵君，汪萌. 不同配伍比例的泽泻汤降血脂作用研究 [J]. 中华中医药学刊，2015，1：189-191.

[3] 邱美榕，阮时宝，苑述刚，等. 泽泻汤抗膜迷路积水有效组分群筛选的研究 [J]. 时珍国医国药，2015，4：869-871.

九画

茵陈五苓散

《金匮要略》

【歌　诀】	茵陈五苓重茵陈，二苓术泻轻桂枝，清热除湿利小便，湿重黄疸此方良。
【组　成】	茵陈蒿末十分（4g）　五苓散五分（2g）
【用　法】	上二物合，先食，因方寸匕（6g），日三服（现代用法：水煎服）。
【功　效】	利湿退黄。
【主　治】	湿热黄疸，湿重于热证，小便不利者。

●《金匮要略》相关条文

黄疸病，茵陈五苓散主之。（黄疸病脉证并治第十五）

●临床应用

1.适用范围　本方现代常用于传染性肝炎、胆汁淤积、心源性黄疸、高血压、高血脂等中医辨证属湿热者。

2.辨证要点　身目发黄，恶油腻，头身困重，小便不利，苔腻微黄，脉濡缓。

3.使用注意　本方偏于苦寒渗利，脾胃虚弱及孕妇慎用。

●配伍解析

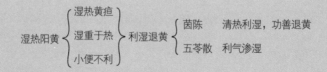

●药理研究

本方具有保肝、促进肝细胞修复[1]、抗动脉硬化[2]、抗过氧化损伤[3]、降血脂、抗凝[4]等作用。

◇**参考文献**

[1] 阳航.茵陈五苓散治疗非酒精性脂肪肝的临床研究 [J].中外医学研究，
2015，5：39-40.

[2] 王东生，陈方平，袁肇凯，等.茵陈五苓散对动脉粥样硬化大鼠蛋白质
组学的影响 [J].浙江中医学院学报，2005，1：41-44.

[3] 史宏，张静，杨继峰，等.茵陈五苓散提高痴呆小鼠脑组织抗氧化能力
的实验研究 [J].广西中医药，2009，1：54-56.

[4] 李若梦，吴凝，赵琳琳，等.茵陈五苓散对高脂血症大鼠的调脂及抗凝
血作用 [J].中国老年学杂志，2016，2：259-261.

茵陈蒿汤

《伤寒论》

【歌　诀】	茵陈蒿汤大黄栀，瘀热阳黄此方施，便难尿赤腹胀满，清热利湿总相宜。
【组　成】	茵陈六两（18g）　栀子十四枚（12g）　大黄去皮，二两（6g）
【用　法】	上三味，以水一斗二升，先煮茵陈，减六升，内二味，煮取三升，去滓，分三服（现代用法：水煎服）。
【功　效】	清热，利湿，退黄。
【主　治】	湿热黄疸。一身面目俱黄，黄色鲜明，发热，无汗或但头汗出，口渴欲饮，恶心呕吐，腹微满，小便短赤，大便不爽或秘结，舌红苔黄腻，脉沉数或滑数有力。

●《伤寒论》相关条文

　　阳明病，发热汗出者，此为热越，不能发黄也。但头汗出，身无汗，剂颈而还，小便不利，渴引水浆者，此为瘀热在里，身必发黄，茵陈蒿汤主之。（236）

　　伤寒七八日，身黄如橘子色，小便不利，腹微满者，茵陈蒿汤主之。（260）

●《金匮要略》相关条文

　　谷疸之为病，寒热不食，食即头眩，心胸不安，久久发黄，为谷疸，茵陈蒿汤主之。（黄疸病脉证并治第十五）

●临床应用

　　1.适用范围　本方现代常用于治疗急性黄疸型肝炎、乙型肝炎、胆结石、胆囊炎、钩端螺旋体病、伤寒、败血症、肺炎等中医辨证属湿热内蕴者。

　　2.辨证要点　一身面目俱黄，黄色鲜明，舌红苔黄腻，脉滑数有力。

　　3.使用注意　本方为湿热阳黄者而设，阴黄者及孕妇禁用。

●配伍解析

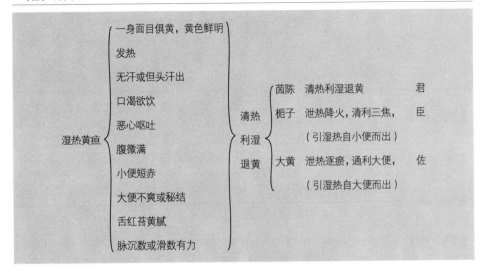

●药理研究

本方具有保肝利胆[1]、抗肝纤维化[2]、保护胰脏[3]、降脂降糖[4-5]、抗病毒[6]、调节免疫、解热镇痛消炎、抗肿瘤[7]等作用。

◇参考文献

[1] 候金燕，窦志华. 茵陈蒿汤保肝作用研究进展 [J]. 中医药导报，2015，19：88-91.

[2] 郭栋. 茵陈蒿汤对肝纤维化模型大鼠血清 PDGF-BB 及 β-PDGFR 表达的影响 [D]. 西宁：青海大学，2016.

[3] 魏国丽，郑学宝，刘强，等. 茵陈蒿汤对急性胰腺炎小鼠胰腺组织 IL-6mRNA 表达的影响 [J]. 中国老年学杂志，2011，21：4196-4197.

[4] 林曼婷，范应，陈少东，等. 茵陈蒿汤调节高脂饮食诱导大鼠脂质代谢紊乱的作用机制 [J]. 中华中医药杂志，2011，10：2428-2430.

[5] 潘竞锵，韩超，刘惠纯，等. 茵陈蒿汤对正常和多种糖尿病模型动物血糖的影响 [J]. 中药材，2001，2：128-131.

[6] 黎芬芬，邓鑫，文彬. 茵陈蒿汤用于病毒性肝炎的临床与基础研究进展 [J]. 辽宁中医杂志，2015，12：2474-2476.

[7] 徐国萍，白娟，舒静娜，等. 茵陈蒿汤的药理研究进展 [J]. 浙江中西医结合杂志，2011，1：64-67.

茯苓桂枝白术甘草汤

《伤寒论》

【歌　诀】	苓桂术甘化饮剂，健脾又温膀胱气，饮邪上逆气冲胸，水饮下行眩晕医。
【组　成】	茯苓四两（12g）　桂枝三两（9g）　白术二两（6g）　甘草炙，二两（6g）
【用　法】	上四味，以水六升，煮取三升，去滓，分温三服（现代用法：水煎服）。
【功　效】	温阳化饮，健脾利湿。
【主　治】	中阳不足之痰饮。胸胁支满，目眩心悸，短气而咳，舌苔白滑，脉弦滑或沉紧。

● **《伤寒论》相关条文**

伤寒若吐若下后，心下逆满，气上冲胸，起则头眩，脉沉紧，发汗则动经，身为振振摇者，茯苓桂枝白术甘草汤主之。（67）

● **临床应用**

1. 适用范围　本方现代常用于治疗眩晕、慢性支气管炎、哮喘、风湿性心脏病、冠心病、心功能不全、心包炎、心包积液、神经症、慢性肾炎等中医辨证属脾阳不足，水饮内停者。

2. 辨证要点　胸胁支满，目眩心悸，苔白滑。

3. 使用注意　本方性辛温，证属阴虚火旺、湿热遏阻之痰饮者禁用。

● **配伍解析**

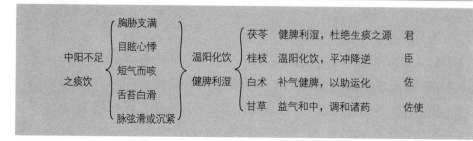

●药理研究

本方具有改善脂代谢及糖代谢[1]、强心[2]、抗心肌缺血[3]、调节免疫力[4]等药理作用。

◇参考文献

[1] 黄江荣，杜亚明，鄢进，等.加味苓桂术甘汤对代谢综合征大鼠血清抵抗素、脂联素、胰岛素、胰岛素抵抗的影响[J].中国实验方剂学杂志，2013，6：227-230.

[2] 王靓，侯晓燕，黄金玲，等.苓桂术甘汤对慢性心衰模型大鼠心肌组织 TNF-α 及血清 NF-κB 和 IL-1β 的影响[J].中草药，2013，5：586-589.

[3] 王靓，侯晓燕，黄金玲，等.苓桂术甘汤对心肌梗死后心室重构模型大鼠 Ang Ⅱ、Ald 和 AT1R 的影响[J].中国中医基础医学杂志，2012，6：624-625，628.

[4] 黄金玲，龙子江，吴华强，等.苓桂术甘汤对免疫功能低下模型小鼠淋巴细胞活性的影响[J].安徽中医学院学报，2004，1：40-43.

枳实薤白桂枝汤

《金匮要略》

【歌 诀】	枳实薤白桂枝汤，瓜蒌厚朴共成方，通阳散结兼下气，痰气互结胸痹良。
【组 成】	枳实四枚（12g） 厚朴四两（12g） 薤白半升（9g） 桂枝一两（6g） 瓜蒌一枚，杵（12g）
【用 法】	以水五升，先煮枳实、厚朴，取二升，去滓，纳诸药，煮数沸，分三次温服（现代用法：水煎服）。
【功 效】	通阳散结，祛痰下气。
【主 治】	胸阳不振，痰气互结之胸痹。胸满而痛，甚或胸痛彻背，喘息咳唾，短气，气从胁下冲逆，上攻心胸，舌苔白腻，脉沉弦或紧。

●《金匮要略》相关条文

胸痹心中痞，留气结在胸，胸满，胁下逆抢心，枳实薤白桂枝汤主之；人参汤亦主之。（胸痹心痛短气病脉证治第九）

●临床应用

1.适用范围　本方现代应用同前，主要治疗胸痹，临床症见胸中痞满，气从胁下冲逆，上攻心胸，舌苔白腻，脉沉弦或紧等中医辨证属胸阳不振，痰浊中阻，气结于胸证型。

2.辨证要点　胸满而痛，气从胁下上逆抢心，舌苔白腻，脉沉紧。

3.使用注意　证属阳虚气弱，尤以虚寒证明显者禁用。

●配伍解析

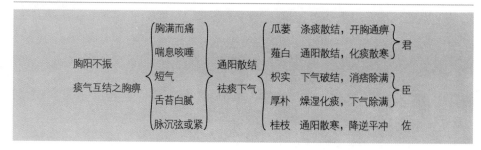

本方配伍一是寓降逆平冲于行气之中，以恢复气机之升降；二是寓散寒化痰于理气之内，以宣通阴寒痰浊之痹阻。

●药理研究

本方主要具有强心、增加冠脉血流量[1]、抑制肿瘤细胞生长及缓解疼痛[2]、降血脂[3]等作用。

◇参考文献

[1] 王程，张玉峰，赵筱萍．枳实薤白桂枝汤抗心肌细胞损伤活性成分的发现研究 [J]．中国中药杂志，2013，10：1601−1605.

[2] 松田正道．活血化瘀方剂的促癌抑制作用 [J]．国外医学（中医中药分册），1998，3：55.

[3] 夏寒星，张业．枳实薤白桂枝汤对高脂血症大鼠血液流变学指标及抗氧化作用的影响 [J]．中国实验方剂学杂志，2012，11：170−172.

栀子柏皮汤

《伤寒论》

【歌　诀】	栀子柏皮炙甘草，发热身黄口中渴，清热祛湿此方良，热重于湿阳黄除。
【组　成】	栀子十五枚（10g）　甘草炙，一两（3g）　黄柏一两（6g）
【用　法】	上三味，以水四升，煮取一升半，去滓，分温再服（现代用法：水煎温服）。
【功　效】	清热利湿。
【主　治】	黄疸，热重于湿证。身热，发黄，心中懊恼，口渴，苔黄。

●《伤寒论》相关条文

伤寒身黄发热，栀子檗皮汤主之。（261）

●临床应用

1.适用范围　本方现代常用于治疗传染性肝炎、钩端螺旋体病、小儿惊风、恐惧症、新生儿黄疸、细菌性痢疾等中医辨证属湿热内蕴，热重于湿者。

2.辨证要点　身热，发黄，心烦，口渴，苔黄。

3.使用注意　本方为湿热阳黄，热重于湿者而设，阳黄湿重者或阴黄者禁用。

●配伍解析

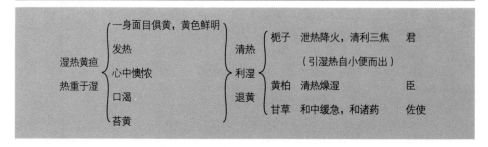

●药理研究

本方具有明显的保肝利胆退黄[1]、抗肝纤维化[2]的作用。

◇**参考文献**

[1] 肖旭，朱继孝，罗光明，等．栀子柏皮汤及其拆方保肝利胆作用实验研究 [J]．中药材，2013，7：1132-1135.

[2] 钱正月，李俊，黄成，等．栀子柏皮汤不同配伍对四氯化碳诱导肝纤维化小鼠的治疗作用 [J]．安徽医科大学学报，2016，1：68-72.

上篇

经方解构

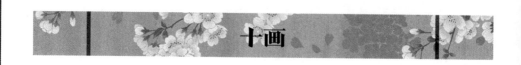

真武汤

《伤寒论》

【歌　诀】	真武汤壮肾中阳，苓芍术附加生姜，少阴腹痛寒水聚，悸眩瞤惕急煎尝。
【组　成】	茯苓三两（9g）　芍药三两（9g）　白术二两（6g）　生姜切，三两（9g）　附子炮，去皮，破八片，一枚（9g）
【用　法】	以水八升，煮取三升，去滓，温服七合，日三服（现代用法：水煎服）。
【功　效】	温阳利水。
【主　治】	1.阳虚水泛证　小便不利，四肢沉重疼痛，浮肿，腰半以下为甚，畏寒肢冷，腹痛，下利，或咳，或呕，舌淡胖，苔白滑，脉沉细。 2.太阳病发汗太过，阳虚水泛证　汗出不解，其人仍发热，心下悸，头眩，身瞤动，振振欲仆地。

经方百药

● **《伤寒论》相关条文**

太阳病发汗，汗出不解，其人仍发热，心下悸，头眩，身瞤动，振振欲擗地者，真武汤主之。（82）

少阴病，二三日不已，至四五日，腹痛，小便不利，四肢沉重疼痛，自下利者，此为有水气。其人或咳，或小便利，或下利，或呕者，真武汤主之。（316）

● **临床应用**

1.适用范围　本方现代常用于治疗慢性肾炎、肾病综合征、慢性肾衰竭、充血性心力衰竭、慢性支气管炎、支气管哮喘、胃下垂、腹泻、高血压等中医辨证属阳虚水泛者。

2.辨证要点　小便不利，四肢沉重疼痛，浮肿腰半以下为甚，舌淡胖苔白滑，脉沉细。

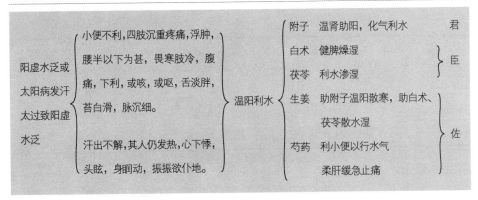

3.使用注意　本方服用期间禁食酒、桃、李、猪肉、雀肉等；本方性温燥，若非阳虚水泛者禁用。

●配伍解析

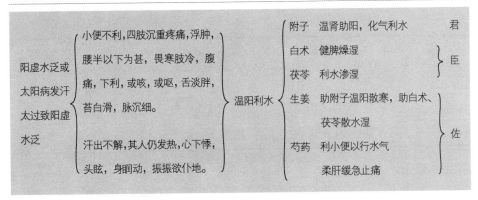

●药理研究

本方具有强心[1]、利尿[2]、抗纤维化[3]、改善肾功能[4]、调节肾上腺功能[5]等药理作用。

●典型医案

滑伯仁治一人，暑月病身冷自汗，口干烦躁，坐卧欲于泥水中，脉浮而数，按之豁然空散。曰：脉至而从，按之不鼓，诸阳皆然。此为阴甚格阳，得之饮食生冷，坐卧当风所致。以真武汤（附、术、苓、芍）冷冻饮料，一进汗止，再进躁去，三饮而安。（《续名医类案》）

◇参考文献

[1] 韩越，李志樑，杨龙江，等.真武汤对心肾综合征大鼠的心肾保护作用
　　[J].实用医学杂志，2015，13：2112-2115.

[2] 禚君，谢人明，胡锡琴，等.真武汤利尿作用研究[J].中药药理与临床，
　　2009，4：10-11，93.

[3] 李莎莎，肖雪，韩凌，等.真武汤对肾纤维化大鼠血清和肾脏组织中
　　SOD活力、MDA含量的影响[J].中药药理与临床，2012，2：19-21.

[4] 欧阳秋芳，黄子扬，赵红佳，等.真武汤对心肾综合征患者肾微循环及
　　肾功能的影响[J].中西医结合心脑血管病杂志，2012，1：27-29.

[5] 周仕明，张启明，王哲民.真武汤对阳虚小鼠肾上腺皮质醇昼夜节律的
　　影响[J].山东中医学院学报，1996，1：46-47.

桂枝甘草龙骨牡蛎汤

《伤寒论》

【歌　诀】	桂枝甘草龙牡汤，四药相伍合成方，伤寒误治成烦躁，温养心阳可复康。
【组　成】	桂枝去皮，一两（9g）　甘草炙，二两（18g）　牡蛎熬，二两（18g） 龙骨二两（18g）
【用　法】	上四味，以水五升，煮取二升半，去滓，温服八合，日三服（现代用法：水煎服）。
【功　效】	补益心阳，镇惊安神。
【主　治】	心阳不足证。烦躁，心悸不安，神疲乏力，舌淡苔白，脉沉细。

●《伤寒论》相关条文

火逆下之，因烧针烦躁者，桂枝甘草龙骨牡蛎汤主之。（118）

●临床应用

1.适用范围　本方常用于多种原因引起的心律失常，包括心动过速、心动过缓、过早搏动（期前收缩）、病态窦房结综合征等以及心功能不全、神经症之烦躁心悸等中医辨证属心阳不足，心神浮越者。

2.辨证要点　烦躁不安，心悸怔忡，失眠多梦，舌淡苔白，脉弱。

●配伍解析

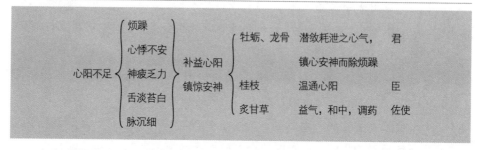

本方药简效专，温通中寓以补养，镇潜中寓以摄敛，使心阳得温，心气得收，心神宁谧，则心烦躁扰诸症可除。

●药理研究

本方具有抗心律失常[1]、调节急性心理应激[2]等作用。

◇参考文献

［1］佟颖，杜武勋，李悦，等．桂枝甘草龙骨牡蛎汤抗心律失常作用研究进展［J］．吉林中医药，2015（5）：537–540.

［2］童瑶，邹军，倪力强，等．4种中药复方对大鼠实验性急性应激行为及下丘脑–垂体–肾上腺轴的影响［J］．中国中药杂志，2005，30（23）：1863–1866.

桂枝甘草龙骨牡蛎汤

上篇

经 方 解 构

桂枝加芍药汤

《伤寒论》

【歌　诀】	桂枝加芍为建中，表里并病腹满疼，芍药加倍为缓急，虚劳里急常为宗。
【组　成】	桂枝去皮，三两（9g）　芍药六两（18g）　甘草炙，二两（6g）　大枣擘，十二枚（3枚）　生姜切，三两（9g）
【用　法】	上五味，以水七升，煮取三升，去滓，温分三服（现代用法：水煎服）。
【功　效】	温脾和中，缓急止痛。
【主　治】	太阳病误下伤中，土虚木乘之腹痛。腹满时痛，苔薄，脉弦细。

●《伤寒论》相关条文

本太阳病，医反下之，因尔腹满时痛者，属太阴也，桂枝加芍药汤主之；大实痛者，桂枝加大黄汤主之。（279）

●临床应用

1. 适用范围　本方常用于十二指肠球部溃疡、功能性消化不良、肠易激综合征、功能性便秘、慢性痢疾、不安腿综合征、腹痛、肢体震颤等中医辨证属中焦虚寒，肝脾不和者。

2. 辨证要点　汗出恶风，腹满时痛，苔白，脉弦细。

3. 使用注意　实热者不宜使用。

●配伍解析

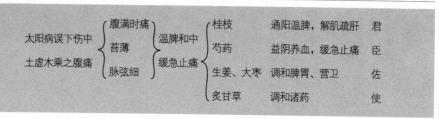

太阳病误下伤中 土虚木乘之腹痛	腹满时痛 苔薄 脉弦细	温脾和中 缓急止痛	桂枝	通阳温脾，解肌疏肝	君
			芍药	益阴养血，缓急止痛	臣
			生姜、大枣	调和脾胃、营卫	佐
			炙甘草	调和诸药	使

方中桂枝、甘草，辛甘化阳，合辛温散寒之生姜，共奏振奋脾阳、祛寒散滞之功；芍药、甘草，酸甘化阴，合益血和营之大枣，补中焦之虚，养血柔肝，和里缓急止痛。

●药理研究

本方主要有抑制流感病毒性肺炎、提高感染小鼠的网状内皮系统廓清能力、抑制皮肤迟发性超敏反应、镇静、抑制肠蠕动亢进[1]等作用。

◇参考文献

[1] 富抗育，周爱香，郭淑英，等．桂枝汤的药理学研究五、加味、减味桂枝汤和桂枝汤的药理作用比较 [J]．中药药理与临床，1989（6）：1.

桂枝加葛根汤

《伤寒论》

【歌 诀】	桂加葛根走经输,项背几几反汗濡,解肌驱风滋经脉,用治柔痉理不殊。
【组 成】	桂枝去皮,二两(6g) 芍药二两(6g) 生姜切,三两(9g) 甘草炙,二两(6g) 大枣擘,十二枚(3枚) 葛根四两(12g)
【用 法】	上六味,以水一斗,先煮葛根,减二升,去上沫,纳诸药,煮取三升,去滓,温服一升。覆取微似汗,不须啜粥,余如桂枝法将息及禁忌(现代用法:水煎服)。
【功 效】	解肌发表,升津舒筋。
【主 治】	风寒客于太阳经输,营卫不和证。项背强几几,汗出恶风。

●《伤寒论》相关条文

太阳病,项背强几几,反汗出恶风者,桂枝加葛根汤主之。(14)

●临床应用

1.适用范围 本方常用于颈椎病、周围性面瘫、帕金森病等中医辨证属风寒客于太阳经者。

2.辨证要点 恶风,发热,汗出,项背拘急不舒,脉浮缓。

3.使用注意 感受风热或者虚证者不适用本方。

●配伍解析

风寒客于太阳经输,营卫不和	{ 项背强几几 汗出恶风 }	{ 解肌发表 升津舒筋 }	{ 桂枝汤 葛根 }	解肌祛风,调和营卫 升阳发表,宣通经气,升津舒筋

本方是由桂枝汤减少桂枝、芍药的剂量,再加一味葛根所组成。以桂枝汤调和营卫治其本,加葛根以启升阳明津液达于太阳经脉而濡润之。

●药理研究

本方主要有改善记忆障碍[1]、修复纤维环细胞[2]、抗皮肤Ⅰ型超敏反应[3]、抗炎镇痛[4]、抗震颤[5]等作用。

◇参考文献

[1] 徐颖，张宗奇，赵妍，等．桂枝加葛根汤对脂多糖诱导神经炎症小鼠学习记忆障碍的改善作用［J］．中国中西医结合杂志，2014，34（2）：179-184．

[2] 仲卫红，李宇涛，郑其开，等．桂枝加葛根含药血清干预纤维环细胞的蛋白组学差异［J］．中国组织工程研究，2014（11）：1718-1723．

[3] 赵玉堂．桂枝加葛根汤抗Ⅰ型变态反应的研究［J］．中国实验方剂学杂志，2012，18（5）：194-196．

[4] 马麟，赵玉堂．桂枝加葛根汤抗炎镇痛作用研究［J］．中国实验方剂学杂志，2012，18（7）：249-251．

[5] 连新福，雒晓东．中西医结合治疗震颤型帕金森病的临床研究［J］．新中医，2008，40（7）：37-38．

桂枝汤

《伤寒论》

【歌 诀】	桂枝汤治太阳风，芍药甘草姜枣同，解肌发表调营卫，汗出恶风此方功。
【组 成】	桂枝去皮，三两（9g）　芍药三两（9g）　甘草炙，二两（6g）　生姜切，三两（9g）　大枣擘，十二枚（3g）
【用 法】	上五味，哎咀，以水七升，微火煮取三升，适寒温，服一升。服已须臾，啜热稀粥一升余，以助药力。温覆令一时许，遍身染染微似有汗者益佳，不可令如水流漓，病必不除。若一服汗出病瘥，停后服，不必尽剂；若不汗，更服如前法；又不汗，后服小促其间，半日许，令三服尽。若病重者，一日一夜服，周时观之，服一剂尽，病证犹在者，更作服；若汗不出，乃服至二三剂。禁生冷、黏滑、肉面、五辛、酒酪、臭恶等物（现代用法：水煎服，温覆取微汗）。
【功 效】	解肌发表，调和营卫。
【主 治】	外感风寒表虚证。恶风发热，汗出头痛，鼻鸣干呕，苔白不渴，脉浮缓或浮弱。

●《伤寒论》相关条文

太阳中风，阳浮而阴弱，阳浮者，热自发，阴弱者，汗自出，啬啬恶寒，淅淅恶风，翕翕发热，鼻鸣干呕者，桂枝汤主之。（12）

太阳病，头痛，发热，汗出，恶风，桂枝汤主之。（13）

太阳病，下之后，其气上冲者，可与桂枝汤，方用前法。若不上冲者，不得与之。（15）

太阳病三日，已发汗，若吐，若下，若温针，仍不解者，此为坏病，桂枝不中与之也。观其脉证，知犯何逆，随证治之。桂枝本为解肌，若其人脉浮紧，发热汗不出者，不可与之也。常须识此，勿令误也。（16）

若酒客病，不可与桂枝汤，得之则呕，以酒客不喜甘故也。（17）

凡服桂枝汤吐者，其后必吐脓血也。（19）

太阳病，初服桂枝汤，反烦不解者，先刺风池、风府，却与桂枝汤则愈。（24）

太阳病，外证未解，脉浮弱者，当以汗解，宜桂枝汤。（42）

太阳病，外证未解，不可下也，下之为逆；欲解外者，宜桂枝汤。（44）

太阳病，先发汗不解，而复下之，脉浮者不愈。浮为在外，而反下之，故令不愈。今脉浮，故在外，当须解外则愈，宜桂枝汤。（45）

病常自汗出者，此为荣气和，荣气和者，外不谐，以卫气不共荣气谐和故尔。以荣行脉中，卫行脉外。复发其汗，荣卫和则愈，宜桂枝汤。（53）

病人脏无他病，时发热自汗出而不愈者，此卫气不和也，先其时发汗则愈，宜桂枝汤。（54）

伤寒，不大便六七日，头痛有热者，与承气汤。其小便清者，知不在里，仍在表也，当须发汗。若头痛者，必衄，宜桂枝汤。（56）

伤寒发汗已解，半日许复烦，脉浮数者，可更发汗，宜桂枝汤。（57）

伤寒，医下之，续得下利，清谷不止，身疼痛者，急当救里；后身疼痛，清便自调者，急当救表。救里宜四逆汤，救表宜桂枝汤。（91）

太阳病，发热汗出者，此为荣弱卫强，故使汗出，欲救邪风者，宜桂枝汤。（95）

阳明病，脉迟，汗出多，微恶寒者，表未解也，可发汗，宜桂枝汤。（234）

病人烦热，汗出则解，又如疟状，日晡所发热者，属阳明也。脉实者，宜下之；脉浮虚者，宜发汗。下之与大承气汤，发汗宜桂枝汤。（240）

太阴病，脉浮者，可发汗，宜桂枝汤。（276）

吐利止，而身痛不休者，当消息和解其外，宜桂枝汤小和之。（387）

●临床应用

1. 适用范围　本方常用于普通感冒、流行性感冒、原因不明的低热、产后及病后的低热、妊娠呕吐、多形红斑、冻疮、荨麻疹等中医辨证属营卫不和者。

2. 辨证要点　恶风，发热，汗出，脉浮缓。

3. 使用注意　本方非专用解表剂，当作为解表剂使用时，一要啜热稀粥，二是要温覆，以助汗出；并要注意汗出有度，汗出不彻不能祛邪外出，汗出太过则易损耗正气。

●配伍解析

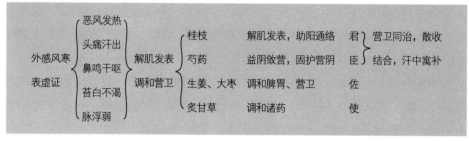

方中桂、芍配伍，用量相等，调和营卫，桂枝得芍药则汗而有源，芍药得桂枝则滋而能化；桂、甘相配，辛甘化阳以实卫；芍、甘相伍，酸甘化阴以合营。药味虽少，但配伍精当，故柯琴在《伤寒来苏集·伤寒附翼》中云桂枝汤"为仲景群方之冠，乃滋阴和阳，调和营卫，解肌发汗之总方也"。

●药理研究

本方主要有祛痰平喘、抗炎[1]、抑菌、抗病毒[2]、镇痛[3]的作用，且对汗腺[2]、体温[4]、免疫功能[5]呈双向性调节。

●典型医案

李某，女，56岁，北京市人。于1989年6月27日由其女儿扶持来我院就诊。自诉：阵阵发热汗出数年，余无明显不适，曾经西医院诊为"更年期综合征"和"自主神经紊乱"，服用中西药治疗，效果不显。查其舌苔白，脉弱，询知大便稀溏，断为营卫失和兼脾虚气弱，投桂枝汤加生黄芪白术治之，调和营卫兼益气健脾。桂枝9克、芍药9克、生姜9克、炙甘草6克、生黄芪12克、白术9克、大枣7枚。服两剂，其汗大减，继服三剂，热退汗止而安。（《伤寒五十论》）

◇参考文献

[1] 田安民，蔡遂英，张玉芝.麻黄汤与桂枝汤药理作用的比较[J].中医杂志，1984（8）：63-66.

[2] 谢鸣.中医方剂现代研究[M].北京：学苑出版社，1997：47.

[3] 宋建国.中药方剂桂枝汤的时间药理学[J].中国中药杂志，1994，19（3）：178.

[4] 霍海如，谭余庆，李晓芹，等.桂枝汤有效部位A对体温双向性调节作用机理[J].中国实验方剂学杂志，1999，5（1）：33.

[5] 卢长安，富杭育，田甲丽.桂枝汤的药理学研究[J].中药药理与临床，1990（1）：2.

桂枝茯苓丸

《金匮要略》

【歌　诀】	金匮桂枝茯苓丸，桃仁芍药和丹皮，等分为末蜜丸服，缓消癥块胎可安。
【组　成】	桂枝　茯苓　丹皮去心　桃仁去皮尖，熬　芍药各等分（各9g）
【用　法】	上五味，末之，炼蜜和丸，如兔屎大，每日食前服一丸（3g），不知，加至三丸（现代用法：共为末，炼蜜和丸，每日服3~5g）。
【功　效】	活血化瘀，缓消癥块。
【主　治】	瘀阻胞宫证。妇人素有癥块，妊娠漏下不止，或胎动不安，血色紫黑晦暗，腹痛拒按，或经闭腹痛，或产后恶露不尽而腹痛拒按者，舌质紫暗或有瘀点，脉沉涩。

●《金匮要略》相关条文

妇人宿有癥病，经断未及三月，而得漏下不止，胎动在脐上者，为癥痼害。妊娠六月动者，前三月经水利时，胎也。下血者，后断三月，衃也。所以血不止者，其癥不去故也，当下其癥，桂枝茯苓丸主之。（妇人妊娠病脉证并治第二十）

●临床应用

1.适用范围　本方常用于治疗子宫内膜炎、附件炎、子宫肌瘤、卵巢囊肿、异常子宫出血、习惯性流产、宫外孕等妇科疾患辨证属瘀湿阻于胞宫者，亦用于前列腺肥大、甲状腺肿、肝脾肿大等中医辨证属瘀血内阻证者。

2.辨证要点　少腹素有癥块，妊娠漏下不止，血色紫黑晦暗，腹痛拒按，舌质紫暗或有瘀点，脉沉涩。

3.使用注意　对妇女妊娠而有瘀血癥块者，只能渐消缓散，不可峻猛攻破；原方对其用量、用法规定甚严，临床使用当注意。

●配伍解析

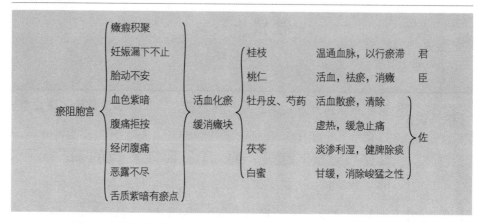

本方配伍一为既用桂枝以温通血脉，又佐牡丹皮、芍药以凉血散瘀，寒温并用，则无耗伤阴血之弊；二为漏下之症采用行血之法，体现"通因通用"之法，俾癥块得消，血行常道，则出血得止。

●药理研究

本方主要具有抗凝、抗炎、镇静、镇痛[1]、改变血液流变学[2-3]、抗纤维化[4]等作用。

◇参考文献

[1] 高世荣. 桂枝茯苓丸药理及临床应用综述 [J]. 河南中医，2016，2：358-359.

[2] 刘暖，毛秉豫，杨雷，等. 桂枝茯苓丸对自发性高血压大鼠血流状态的影响及心肌纤维化的改善作用 [J]. 南阳理工学院学报，2015，4：111-115，117.

[3] 吴修红，杨恩龙，何录文，等. 桂枝茯苓丸治疗血瘀证研究进展 [J]. 中医药信息，2014，5：133-135.

[4] 李季，叶军，薛冬英，等. 桂枝茯苓丸抗大鼠肝纤维化作用及其机制研究 [J]. 中国实验方剂学杂志，2011，24：171-175.

桃核承气汤

《伤寒论》

【歌　诀】	桃核承气硝黄草，少佐桂枝温通妙，下焦蓄血小腹胀，泻热破瘀微利效。
【组　成】	桃仁去皮尖，五十个（12g）　大黄四两（12g）　桂枝去皮，二两（6g） 甘草炙，二两（6g）　芒硝二两（6g）
【用　法】	上四味，以水七升，煮取二升半，去滓，内芒硝，更上火，微沸，下火，先食，温服五合，日三服，当微利（现代用法：作汤剂，水煎前4味，芒硝冲服）。
【功　效】	逐瘀泻热。
【主　治】	下焦蓄血证。少腹急结，小便自利，甚则烦躁谵语，神志如狂，至夜发热；以及血瘀经闭，痛经，脉沉实而涩者。

●《伤寒论》相关条文

太阳病不解，热结膀胱，其人如狂，血自下，下者愈。其外不解者，尚未可攻，当先解其外；外解已，但少腹急结者，乃可攻之，宜桃核承气汤。（106）

●临床应用

1.适用范围　本方常用于治疗的疾病涉及各科、多系统，有数十种之多。如精神分裂症、反应性精神病、癔症；跌打损伤、各种外伤肿痛、早期胸腰椎骨折、脑震荡后遗症；血管性头痛、紧张型头痛、坐骨神经痛、高血压、动脉硬化、蛛网膜下腔出血；前列腺肥大、单纯性前列腺炎，肾、输尿管、膀胱结石，慢性肾炎，肾病综合征，手术后尿潴留，血淋，糖尿病；肠结核、粘连性肠梗阻、痉挛性便秘、弛缓性便秘；雀斑、湿疹、青年痤疮、冻疮、荨麻疹；盆腔炎、附件炎、继发性不孕、子宫内膜炎、宫外孕、葡萄胎、经前期紧张综合征、围绝经期综合征、痛经、闭经、阴道血肿、产后恶露不下、产后血栓性静脉炎；慢性轴性视神经炎、中心性浆液性脉络膜视网膜病变、水疱性结膜炎、虹膜炎、眼底出血等中医辨证属瘀热互结于下焦者。

2.辨证要点　少腹急结，小便自利，脉沉实而涩。

3.使用注意　表证未解者，当先解表，而后用本方；因本方为破血下瘀之剂，故孕妇禁用。

●配伍解析

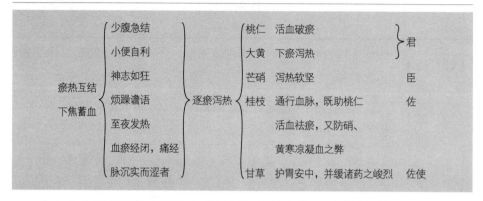

本方在大量寒凉药中配以少量温经活血的桂枝，既助桃仁等活血之力，又使全方凉而不遏；泻热攻下与活血祛瘀药并用，清中寓化，泻中寓破，瘀热并除；药后"微"利，使邪有出路。

●药理研究

本方主要具有抗凝血[1]、抗炎[2]、泻下、增加动脉血流量、降低心肌耗氧量、降低血压、降低外周阻力[3]、抗氧化[4]及保护肝功能[5]等作用。

◇参考文献

[1] 刘丽.桃核承气汤对重症急性胰腺炎大鼠炎性因子及胰腺病理变化的影响[D].广州：暨南大学，2015.

[2] 张喜奎，苏美玲，危美红，等.桃核承气汤对慢性肾功能衰竭大鼠微炎症状态的影响[J].云南中医学院学报，2016，3：5-9.

[3] 张英军，王军，徐阳，等.桃核承气汤的实验研究[J].长春中医药大学学报，2014，2：234-237.

[4] 李静，葛超，韩莲莲，等.加味桃核承气汤对STZ糖尿病大鼠肝、肾和心组织的抗氧化保护作用[J].安徽农业科学，2013，30：12052-12054，12058.

[5] 黄宏强，杨荣源，刘云涛，等.2012中国中西医结合学会急救医学专业委员会学术年会论文集[C].2012：1.

柴胡加龙骨牡蛎汤

《伤寒论》

【歌　诀】	参苓龙牡桂丹铅，芩夏柴黄姜枣全，枣六余皆一两半，大黄二两后同煎。
【组　成】	柴胡四两（12g）　龙骨　牡蛎熬　生姜切　人参　桂枝去皮　茯苓各一两半（各4.5g）　半夏洗，二合半（9g）　黄芩一两（3g）　铅丹一两半（1g）　大黄二两（6g）　大枣擘，六枚（2枚）
【用　法】	上十二味，以水八升，煮取四升，内大黄，切如棋子，更煮一两沸，去滓，温服一升（现代用法：水煎服）。
【功　效】	和解少阳，通阳泻热，重镇安神。
【主　治】	少阳气郁津凝，热扰心神。胸满烦惊，小便不利，谵语，一身尽重，不可转侧。

●《伤寒论》相关条文

伤寒八九日，下之，胸满烦惊，小便不利，谵语，一身尽重，不可转侧者，柴胡加龙骨牡蛎汤主之。（107）

●临床应用

1.适用范围　本方常用于精神分裂症、癫痫、失眠、神经症、心律失常、甲状腺功能亢进、糖尿病、高血压、耳源性眩晕、阳痿、脱发等中医辨证属少阳气郁津凝，热扰心神者。

2.辨证要点　胸满烦惊，谵语，一身尽重，不可转侧。

3.使用注意　本方中含有铅丹，其成分为四氧化三铅，久用易致蓄积中毒，造成血红蛋白合成障碍，故应慎用，不宜久服。

●配伍解析

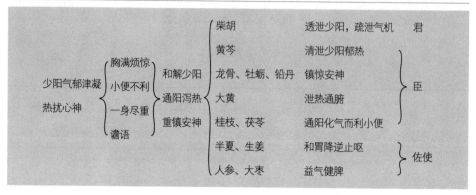

诸药合用，既能和少阳，泻邪热，又可扶正气，镇心神，利小便，实存表里并治、虚实兼顾之妙。

●药理研究

本方主要有改善睡眠[1]、抗抑郁[2]、改善心律失常[3]等作用。

◇参考文献

[1] 欧碧阳，李艳，杨志敏，等.柴胡加龙骨牡蛎汤治疗失眠的机理[J].时珍国医国药，2010，21（8）：1887-1888.

[2] 孟海彬，瞿融，马世平.柴胡加龙骨牡蛎汤抗抑郁作用研究[J].中药药理与临床，2003，19（1）：3-5.

[3] 刘兆宜，沈琳.柴胡加龙骨牡蛎汤加减治疗肝郁气滞型心悸的临床研究[J].上海中医药大学学报，2014，28（2）：26-30.

调胃承气汤

《伤寒论》

【歌　诀】	调胃承气硝黄草，缓下热结此方饶。
【组　成】	大黄四两，去皮，清酒洗（12g）　甘草二两，炙（6g）　芒硝半升（12g）
【用　法】	以水三升，煮二物至一升，去滓，内芒硝，更上微火一二沸，温顿服之，以调胃气（现代用法：水煎服）。
【功　效】	缓下热结。
【主　治】	阳明病胃肠燥热证。大便不通，口渴心烦，蒸蒸发热，或腹中胀满，或谵语，舌苔黄，脉滑数；以及胃肠热盛而发斑吐衄、牙龈、咽喉肿痛。

●《伤寒论》相关条文

　　伤寒脉浮，自汗出，小便数，心烦，微恶寒，脚挛急，反与桂枝，欲攻其表，此误也。得之便厥，咽中干，烦躁，吐逆者，作甘草干姜汤与之，以复其阳；若厥愈足温者，更作芍药甘草汤与之，其脚即伸；若胃气不和，谵语者，少与调胃承气汤；若重发汗，复加烧针者，四逆汤主之。（29）

　　发汗后恶寒者，虚故也。不恶寒，但热者，实也，当和胃气，与调胃承气汤。（70）

　　太阳病未解，脉阴阳俱停，必先振栗汗出而解。但阳脉微者，先汗出而解。但阴脉微者，下之而解。若欲下之，宜调胃承气汤。（94）

　　伤寒十三日，过经谵语者，以有热也，当以汤下之。若小便利者，大便当硬，而反下利，脉调和者，知医以丸药下之，非其治也。若自下利者，脉当微厥，今反和者，此为内实也，调胃承气汤主之。（105）

　　太阳病，过经十余日，心下温温欲吐，而胸中痛，大便反溏，腹微满，郁郁微烦。先此时自极吐下者，与调胃承气汤；若不尔者，不可与。但欲呕，胸中痛，微溏者，此非柴胡汤证，以呕故知极吐下也，调胃承气汤。（123）

　　阳明病，不吐不下，心烦者，可与调胃承气汤。（207）

　　太阳病三日，发汗不解，蒸蒸发热者，属胃也，调胃承气汤主之。（248）

伤寒吐后，腹胀满者，与调胃承气汤。（249）

●临床应用

1. 适用范围　本方常用于急性菌痢、急性阑尾炎、肠梗阻（急性单纯性肠梗阻、粘连性肠梗阻、蛔虫性肠梗阻）、急性胆囊炎、急性胰腺炎、幽门梗阻、充血性头痛，以及某些热性病过程中出现的高热、神昏谵语、惊厥、发狂等中医辨证属以燥实为主的阳明腑实缓证者。

2. 辨证要点　以大便不通，口渴心烦，蒸蒸发热，苔黄，脉滑数为辨证要点，即以燥、实为主的阳明热结证。

3. 使用注意　本方虽为缓下剂，但孕妇、体虚、年老体弱者仍当慎用。

●配伍解析

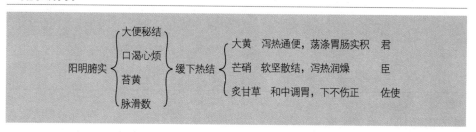

本方用大黄、芒硝而不用枳实、厚朴，且大黄与甘草同煎，取其和中调胃，下不伤正，故名"调胃承气"。

●药理研究

本方主要有缩短血清淀粉酶恢复时间[1]等作用。

◇参考文献

[1] 胡剑卓，肖淑梅，董扬洲．调胃承气汤保留灌肠治疗急性胰腺炎临床观察 [J]．中国中医药现代远程教育，2010，8（11）：79.

理中丸

《伤寒论》

【歌　诀】	理中干姜参术甘，温中健脾治虚寒，中阳不足痛呕利，丸汤两用腹中暖。
【组　成】	人参　干姜　炙甘草　白术各三两（各90g）
【用　法】	上四味，捣筛，蜜和为丸，如鸡子黄许大（9g）。以沸汤数合，和一丸，研碎，温服之，日三四服，夜二服。腹中未热，益至三四丸，然不及汤。汤法：以四物依两数切，用水八升，煮取三升，去滓，温服一升，日三服。服汤后，如食顷，饮热粥一升许，微自温，勿发揭衣被（现代用法：上药共研细末，炼蜜为丸，重9g，每次1丸，小蜜丸则每次9g，温开水送服，每日2~3次；亦可作汤剂，水煎服，用量按原方比例酌定。药后饮热粥适量）。
【功　效】	温中祛寒，补气健脾。
【主　治】	1.脾胃虚寒证　脘腹疼痛，喜温喜按，呕吐便溏，脘痞食少，畏寒肢冷，口淡不渴，舌质淡苔白润，脉沉细或沉迟无力。 2.阳虚失血证　便血、吐血、衄血或血崩等，血色暗淡，质清稀，面色㿠白，气短神疲，脉沉细或虚大无力。 3.脾气虚寒　不能摄津之病后多涎唾；中阳虚损，土不荣木之小儿慢惊风等。

●《伤寒论》相关条文

　　霍乱，头痛发热，身疼痛，热多欲饮水者，五苓散主之；寒多不用水者，理中丸主之。（386）

　　大病差后，喜唾，久不了了，胸上有寒，当以丸药温之，宜理中丸。（396）

●临床应用

1. 适用范围　本方常用于急慢性胃肠炎、胃及十二指肠溃疡、胃痉挛、胃下垂、胃扩张、慢性结肠炎等中医辨证属脾胃虚寒者。

2. 辨证要点　脘腹疼痛，喜温喜按，呕吐便溏，畏寒肢冷，舌淡苔白，脉沉迟无力。

3. 使用注意　本方临证服后，当"饮热粥"，且温覆"勿揭衣被"；药后当觉腹中似有热感，若"腹中未热"，则适当加量，"益至三四丸"，或易为汤剂；湿热内蕴或脾胃阴虚者禁用。

●配伍解析

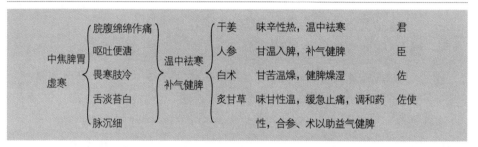

本方在《金匮要略》中作汤剂，称"人参汤"。理中丸方后亦有"然不及汤"四字，盖汤剂较丸剂作用强而迅速，临床可视病情之缓急酌定剂型。

●药理研究

本方主要有调节胃肠运动[1]、促进胃肠道消化吸收[2]等作用。

●典型医案

一儿暴吐泻，上下所出皆乳不化，用理中丸服之效。（《续名医类案》）

◇参考文献

[1] 卞慧敏，周建英. 理中汤对实验动物小肠运动功能的影响 [J]. 南京中医学院学报，1993，4：33-34，64.

[2] 羊燕群. 理中汤改善脾阳虚大鼠吸收功能的 PepT1 调节机制研究 [D]. 广州：广州中医药大学，2009.

黄土汤

《金匮要略》

【歌　诀】	黄土汤用芩地黄，术附阿胶甘草尝，温阳健脾能摄血，便血崩漏服之康。
【组　成】	甘草　干地黄　白术　附子炮　阿胶　黄芩各三两（各9g） 灶心黄土半斤（30g）
【用　法】	上七味，以水八升，煮取三升，分温二服（现代用法：先将灶心黄土水煎过滤取汤，再煎余药，阿胶烊化冲服）。
【功　效】	温阳健脾，养血止血。
【主　治】	脾阳不足，脾不统血证。大便下血，先便后血，以及吐血、衄血、妇人崩漏，血色暗淡，四肢不温，面色萎黄，舌淡苔白，脉沉细无力。

●《金匮要略》相关条文

下血，先便后血，此远血也，黄土汤主之。（惊悸吐衄下血胸满瘀血病脉证治第十六）

●临床应用

1.适用范围　本方常用于治疗慢性胃肠道出血及慢性异常子宫出血等中医辨证属脾阳虚，不能摄血者。

2.辨证要点　出血，血色暗淡，四肢不温，舌淡苔白、脉沉细无力。

3.使用注意　凡热迫血妄行所致出血者忌用。

●配伍解析

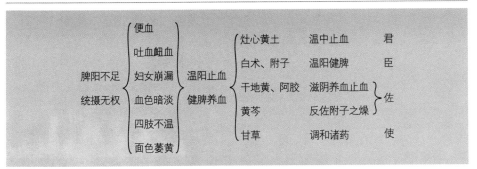

全方寒热并用，刚柔相济，以刚药温阳而寓健脾助运，以柔药补血亦寓止血清肝，温阳而不伤阴，滋阴而不碍阳。吴瑭谓本方为"甘苦合用刚柔互济法"。温中健脾药与养血止血药同施，标本同治，温阳健脾而使脾土统血，养血止血以治出血失血。

●药理研究

本方主要具有促凝血、改变血流状态[1]的作用。

◇参考文献

[1] 殷舟，王颖，陈屹一，等. 虚寒型溃疡性结肠炎大鼠 MIF、TLR4 表达及黄土汤干预研究 [J]. 中华中医药学刊，2012，8：1740-1742，1921.

黄芩汤

《伤寒论》

【歌　诀】	黄芩汤治太少利，腹痛急迫脉弦细，黄芩白芍甘草枣，清热和阴平肝逆。
【组　成】	黄芩三两（9g）　芍药二两（9g）　甘草炙，二两（3g）　大枣十二枚（4枚）
【用　法】	上四味，以水一斗，煮取三升，去滓。温服一升，日再，夜一服（现代用法：水煎服）。
【功　效】	清热止利，和中止痛。
【主　治】	热痢，热泻。身热口苦，腹痛下利，舌红苔黄，脉数。

●《伤寒论》相关条文

太阳与少阳合病，自下利者，与黄芩汤；若呕者，黄芩加半夏生姜汤主之。（172）

伤寒脉迟六七日，而反与黄芩汤彻其热。脉迟为寒，今与黄芩汤，复除其热，腹中应冷，当不能食，今反能食，此名除中，必死。（333）

●临床应用

1.适用范围　本方常用于细菌性痢疾、阿米巴痢疾、过敏性结肠炎、急性肠炎等中医辨证属热泻热痢者。

2.辨证要点　身热口苦，腹痛下利，舌红苔黄，脉数。

3.使用注意　下利初起有表证及虚寒性下利者，不宜使用本方。

●配伍解析

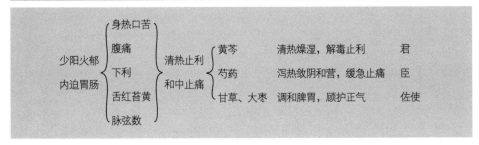

　　方中重用苦寒之黄芩，一清少阳邪热，二解阳明里热，清热燥湿，解毒止利，一药而二用；本方配伍芍药微寒，土中泻木，缓急止痛。

●药理研究

　　本方主要有抑菌抗炎[1]、抗溃疡[2]、抗肿瘤[3]等作用。

◇参考文献

［1］严梅桢，左凤，宋红月．黄芩汤及其代谢产物抗菌作用的比较研究［J］．中国中药杂志，2003，28（3）：243-245.

［2］陈丽，颜春鲁，朱俊燚，等．黄芩汤对溃疡性结肠炎大鼠的治疗作用及机制研究［J］．中药材，2016，39（3）：652-655.

［3］迟宏罡，赵兵，郑学宝，等．黄芩汤体外诱导人结肠癌SW620细胞凋亡及其对凋亡相关因子表达的影响［J］．中医药现代化，2015，17（1）：56-60.

黄芪建中汤

《金匮要略》

【歌　诀】	黄芪建中白芍桂，饴糖炙草枣姜随，虚劳里急腹痛除，心悸气短自汗功。
【组　成】	桂枝去皮，三两（9g）　芍药六两（18g）　甘草炙，二两（6g）　大枣擘，十二枚（6枚）　生姜切，三两（9g）　胶饴一升（30g）　黄芪一两半（5g）
【用　法】	上七味，以水七升，煮取三升，去滓，纳饴，更上微火消解。温服一升，日三服（现代用法：水煎取汁，兑入饴糖，文火加热溶化，分两次温服）。
【功　效】	温中补气，和里缓急。
【主　治】	虚劳病，阴阳气血俱虚证。里急腹痛，喜温喜按，形体羸瘦，面色无华，心悸气短，自汗盗汗等。

●《金匮要略》相关条文

虚劳里急，诸不足，黄芪建中汤主之。（血痹虚劳病脉证并治第六）

●临床应用

1.适用范围　本方常用于胃及十二指肠溃疡、神经衰弱、慢性腹膜炎、慢性胃炎等中医辨证属于中气虚寒，阴阳气血俱虚者。

2.辨证要点　里急腹痛，喜温喜按，形体羸瘦，面色无华，心悸气短。

3.使用注意　阴虚火旺者、呕家及中满者，均忌用本方。

●配伍解析

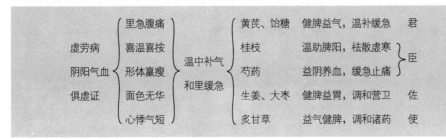

本方与小建中汤均有温中补虚，缓急止痛之功，用于中焦脾胃虚弱，阴阳气血不足之证。由于本方更增黄芪一两半，黄芪补脾肺之气，又能固表止汗，故更宜于中焦虚寒，气虚较著，兼神疲乏力，自汗脉弱者。

●**药理研究**

本方主要有保护胃黏膜[1-7]、调节机体免疫力[8-9]、抗氧化[10-11]、调节胃肠动力[12-13]的作用。

◇**参考文献**

[1] 汤丽芬，徐升，许祖建，等.黄芪建中汤对胃黏膜损伤模型大鼠VEGF表达的影响[J].中国中医药科技，2011（2）：88，100-101，128.

[2] 徐升，马佳铭，杨帆，等.黄芪建中汤对胃黏膜损伤模型大鼠MMP-2及TIMP-1表达的影响[J].中华中医药杂志，2011（9）：2116-2118.

[3] 徐升，汤丽芬，杨帆，等.黄芪建中汤对胃黏膜损伤模型大鼠MMP-9、TIMP-2表达的影响[J].安徽中医学院学报，2010（5）：50-52.

[4] 孙宁，刘旺根，王雪萍，等.黄芪建中汤对脾虚型慢性萎缩性胃炎大鼠胃黏膜病理形态影响的研究[J].河南中医学院学报，2005（5）：11-12，19.

[5] 陈垣鞍.黄芪建中汤加减对胃溃疡胃黏膜bFGF表达的影响[J].湖南中医杂志，2005（6）：13-14，31.

[6] 杨海卿.黄芪建中汤对脾阳虚大鼠回肠SP、VIP影响的实验研究[D].贵阳：贵阳中医学院，2006.

[7] 刘旺根，蒋时红.黄芪建中汤干预脾虚型慢性萎缩性胃炎大鼠胃黏膜表皮生长因子含量、诱导型一氧化氮合成酶和表皮生长因子受体基因的表达[J].中国临床康复，2006（43）：123-125.

[8] 刘红春，王红霞，刘旺根，等.黄芪建中汤抗大鼠脾气虚证实验研究[J].郑州大学学报（医学版），2004，39（2）：316-317.

[9] 杨海卿.黄芪建中汤对脾阳虚大鼠回肠SP、VIP影响的实验研究[D].贵阳：贵阳中医学院，2006.

[10] 宋春燕，张慧，章晓晨，等.黄芪建中汤治疗胃溃疡大鼠的拆方研究[J].中医药信息，2009，26（6）：63-64.

[11] 刘旺根，蒋时红，王雪萍.黄芪建中汤对脾虚型慢性萎缩性胃炎大鼠胃黏膜防护因子复健作用研究[J].中药药理与临床，2007（4）：6-8.

[12] 裘秀月，徐珊. 黄芪建中汤对功能性消化不良大鼠胃肠动力影响的实验研究 [J]. 中国中医药科技，2008（3）: 176-177.

[13] 杨海卿. 黄芪建中汤对脾阳虚大鼠回肠SP、VIP影响的实验研究 [D]. 贵阳: 贵阳中医学院，2006.

黄芪桂枝五物汤

《金匮要略》

【歌 诀】	黄芪桂枝五物汤，芍药大枣与生姜，益气温经和营卫，血痹风痹功效良。
【组 成】	黄芪三两（9g） 芍药三两（9g） 桂枝三两（9g） 生姜六两（18g） 大枣十二枚（4枚）
【用 法】	上五味，以水六升，煮取二升，温服七合，日三服（现代用法：水煎服）。
【功 效】	益气温经，和血通痹。
【主 治】	血痹。肌肤麻木不仁，微恶风寒，舌淡，脉微涩而紧。

● 《金匮要略》相关条文

血痹，阴阳俱微，寸口关上微，尺中小紧，外证身体不仁，如风痹状，黄芪桂枝五物汤主之。（血痹虚劳病脉证并治第六）

● 临床应用

1. 适用范围 本方常用于皮炎、末梢神经炎、中风后遗症、肩周炎、血栓闭塞性脉管炎、雷诺病、腓神经麻痹、颈椎病、肱骨外上髁炎、肘管综合征、腕管综合征、腰椎间盘突出症、梨状肌损伤综合征等见有肢体麻木疼痛等中医辨证属气虚血滞，微感风邪者。

2. 辨证要点 肌肤麻木不仁或疼痛，舌淡，脉微涩而紧。

● 配伍解析

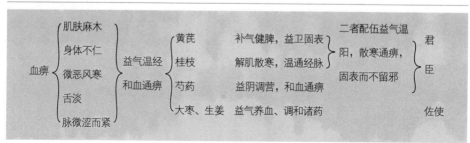

本方温补、散邪、通经三者并用，固表不留邪，散邪不伤正。

●**药理研究**

　　本方主要有改善血液循环、治疗冻伤[1-2]、抗炎、镇痛、抗氧化[3-4]、心肌保护[5]、增强免疫力[6]、治疗周围神经病变[7-9]等作用。

◇**参考文献**

[1] 李艳彦，白赟，郭海龙，等.大鼠气虚冻伤模型的建立及黄芪桂枝五物汤和桂枝汤作用比较及机制研究 [J].微循环学杂志，2010，2：76.

[2] 白赟，李艳彦，高丽，等.黄芪桂枝五物汤对气虚冻伤模型大鼠的作用及其机理研究 [J].山西中医学院学报，2010，3：22-24.

[3] 黄兆胜，施旭光，朱伟，等.黄芪桂枝五物汤及其配伍抗炎镇痛的比较研究 [J].中药新药与临床药理，2005，2：93-96.

[4] 施旭光，朱伟，黄兆胜.黄芪桂枝五物汤及其配伍对佐剂性关节炎大鼠的抗炎、抗氧化作用研究 [J].中药药理与临床，2006，Z1：3-5.

[5] 张恒.黄芪桂枝五物汤抗大鼠实验性心肌缺血的实验研究 [J].世界中西医结合杂志，2008，10：573-575.

[6] 赵桂华，唐其风.黄芪桂枝五物汤对小鼠的免疫调节作用 [J].中国冶金工业医学杂志，2006，6：708-709.

[7] 马伊磊，叶伟成，周荣耀，等.黄芪桂枝五物汤对奥沙利铂周围神经毒性大鼠病理形态的影响 [J].中医杂志，2011，S1：173-174.

[8] 齐峰，邱昌龙，朱亮，等.黄芪桂枝五物汤对 STZ 诱发糖尿病大鼠周围神经保护作用 [J].中国中医基础医学杂志，2013，6：631-633.

[9] 霍介格，胡莹，杨杰，等.黄芪桂枝五物汤对化疗致大鼠周围神经损伤的作用 [J].中医杂志，2012，23：2031-2034.

黄连汤

《伤寒论》

【歌　诀】	黄连汤内参连草，姜桂半夏和大枣，胃中有寒心胸热，呕吐腹痛此方宝。
【组　成】	黄连　甘草炙　干姜　桂枝去皮，各三两（各9g）　人参二两（6g）　半夏洗，半升（9g）　大枣擘，十二枚（4枚）
【用　法】	上七味，以水一斗，煮取六升，去滓，温服一升，日三服，夜二服（现代用法：水煎服）。
【功　效】	寒热并调，和胃降逆。
【主　治】	胃热肠寒证。腹中痛，欲呕吐者。

●《伤寒论》相关条文

伤寒胸中有热，胃中有邪气，腹中痛，欲呕吐者，黄连汤主之。（173）

●临床应用

1.适用范围　本方常用于急慢性胃肠炎、慢性结肠炎、慢性肝炎、早期肝硬化等中医辨证属上热下寒，升降失常者。

2.辨证要点　腹痛，欲呕。

●配伍解析

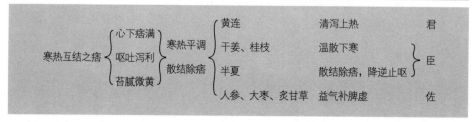

本方即半夏泻心汤加黄连二两，并以黄芩易桂枝而成。全方温清并用，补泻兼施，使寒散热清，上下调和，升降复常，腹痛、呕吐自愈。

●药理研究

本方主要有防止胃黏膜损伤、镇吐[1]等作用。

◇**参考文献**

[1] 秦彩玲，刘君英，程志铭. 黄连汤对实验性胃黏膜损伤的保护作用及镇吐作用的研究 [J]. 中国中药杂志，1994，19（7）：427-430.

猪苓汤

《伤寒论》

【歌　诀】	猪苓汤内有茯苓，泽泻阿胶滑石并，小便不利兼烦渴，滋阴利水症自平。
【组　成】	猪苓去皮　茯苓　泽泻　阿胶　滑石碎，各一两（各9g）
【用　法】	以水四升，先煮四味，取二升，去滓，内阿胶烊消，温服七合，日三服（现代用法：水煎服，阿胶分两次烊化）。
【功　效】	利水渗湿，养阴清热。
【主　治】	水热互结伤阴证。发热，渴欲引水，小便不利，或心烦不寐，或咳嗽，或呕恶，或下利，舌红苔微黄，脉细数。亦治热淋，血淋。

● **《伤寒论》相关条文**

　　若脉浮发热，渴欲饮水，小便不利者，猪苓汤主之。（223，本条也见于《金匮要略·消渴小便不利淋病脉证并治第十三》）

　　阳明病，汗出多而渴者，不可与猪苓汤，以汗多胃中燥，猪苓汤复利其小便故也。（224）

　　少阴病，下利六七日，咳而呕渴，心烦不得眠者，猪苓汤主之。（319）

● **临床应用**

　　1.适用范围　本方现代常用于治疗急、慢性肾炎，肾结石，肾盂肾炎，膀胱炎，尿道炎，淋病等中医辨证属水热互结伤阴者。

　　2.辨证要点　发热，口渴欲饮，心烦不寐，小便不利，舌红，脉细数。

　　3.使用注意　若内热甚阴津大亏者禁用。

●配伍解析

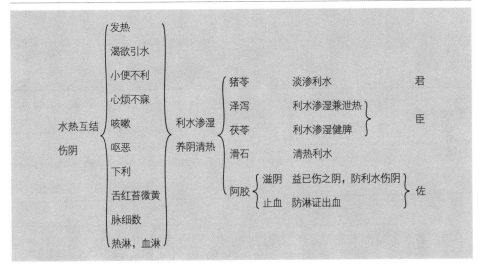

●药理研究

本方具有利尿[1]、促进肾小管上皮细胞修复再生、减少肾损伤[2]、抑制结石形成[3]、抗菌[4]等作用。

◇参考文献

[1] 戴宝强，杜贵友，王秀荣，等.猪苓汤合四物汤对大鼠利尿作用研究[J].中国实验方剂学杂志，1996，2：28-30.

[2] 许庆友，奚正隆.猪苓汤抗急性药物间质性肾炎的实验研究[J].中国实验方剂学杂志，1996，6：15-17.

[3] 王建红，王沙燕，石之骥，等.猪苓汤抑制肾结石形成的作用机理研究[J].湖南中医药导报，2004，6：80-82.

[4] 李学林，王树玲，赵曦.加味猪苓汤抗菌作用的实验研究[J].中国中医药科技，1999，5：310-311.

麻子仁丸

《伤寒论》

【歌　诀】	麻子仁丸小承气，杏芍麻仁治便秘，胃热津亏解便难，润肠通便脾约济。
【组　成】	麻子仁二升（500g）　芍药半斤（250g）　枳实半斤（250g）　大黄一斤（500g）　厚朴炙，一尺（250g）　杏仁去皮尖，熬，别作脂，一升（250g）
【用　法】	上六味，蜜和丸，如梧桐子大，饮服十丸，日三服，渐加，以知为度（现代用法：药研为末，炼蜜为丸，每次9g，每日1～2次，温开水送服；亦可作汤剂，水煎服，按原方用量比例酌减）。
【功　效】	润肠泄热，行气通便。
【主　治】	脾约证。大便干结，小便频数，脘腹胀痛，舌红苔黄，脉数。

●《伤寒论》相关条文

　　跌阳脉浮而涩，浮则胃气强，涩则小便数，浮涩相搏，大便则硬，其脾为约，麻子仁丸主之。（247，本条也见于《金匮要略·五脏风寒积聚病脉证并治第十一》）

●临床应用

　　1. 适用范围　本方常用于虚人及老人肠燥便秘、习惯性便秘、产后便秘、痔疮术后便秘等中医辨证属胃肠燥热者。

　　2. 辨证要点　大便秘结，小便频数。

　　3. 使用注意　本方虽为缓下之剂，但药多破滞，故体虚、年老者不宜久服；孕妇不宜服用。

●配伍解析

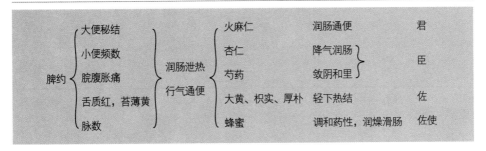

本方为小承气加火麻仁、杏仁、芍药、蜂蜜而成。大黄、厚朴用量从轻，更多是采用了质润多脂的火麻仁、杏仁、芍药、白蜜等，目的在于益阴增液以润肠通便，使腑气通，津液行；另外，本方攻下作用较为缓和，只服十丸，依次渐加。这些都说明本方意在缓下，其作用主要在于润肠通便，使热去阴滋而大便自调。

●药理研究

本方主要有提高结肠肌电慢波振幅、增加结肠的肠蠕动[1]、降低糖尿病模型大鼠空腹血糖[2]等作用。

●典型医案

罗谦甫曰：丁巳，予从军至开州，夏月，有千户高国用谓予曰：父亲七十有三，于去年七月间，因内伤饮食，又值淋雨，泻利暴下数行。医以前药止之，不数日，又伤又泻，止而复伤，伤而复泻。至十月间，肢体瘦弱，四肢倦怠，饮食减少，腹痛肠鸣，又易李医，治以养脏汤，数日泄止，复添呕吐。又易王医，用丁香、人参、藿香、橘红、甘草，同为细末，生姜煎，数服而呕吐止。延至今正月间，饮食不进，扶而后起。又数日，不见大便，问何以治之。医曰：老人年过七旬，血气俱衰弱，又况泻利半载，脾胃久虚，津液耗少，以麻仁丸润之可也。（《续名医类案》）

◇参考文献

[1]孟康.麻子仁丸方证理论及实验研究[D].北京：北京中医药大学，2009.

[2]李昊霖.麻子仁丸对糖尿病模型大鼠的实验研究及其理论探讨[D].长春：长春中医药大学，2007.

麻黄汤

《伤寒论》

【歌　诀】	麻黄汤中用桂枝，杏仁甘草四般施，发热恶寒头项痛，喘而无汗服之宜。
【组　成】	麻黄去节，三两（9g）　桂枝去皮，二两（6g）　杏仁去皮尖，七十个（6g）　甘草炙，一两（3g）
【用　法】	上四味，以水九升，先煮麻黄，减二升，去上沫，纳诸药，煮取二升半，去滓，温服八合。覆取微似汗，不须啜粥，余如桂枝法将息（现代用法：水煎服，温覆取微汗）。
【功　效】	发汗解表，宣肺平喘。
【主　治】	外感风寒表实证。恶寒发热，头身疼痛，无汗而喘，舌苔薄白，脉浮紧。

●《伤寒论》相关条文

太阳病，头痛发热，身疼腰痛，骨节疼痛，恶风无汗而喘者，麻黄汤主之。（35）

太阳与阳明合病，喘而胸满者，不可下，宜麻黄汤。（36）

太阳病，十日以去，脉浮细而嗜卧者，外已解也。设胸满胁痛者，与小柴胡汤。脉但浮者，与麻黄汤。（37）

太阳病，脉浮紧，无汗，发热，身疼痛，八九日不解，表证仍在，此当发其汗。服药已，微除，其人发烦目暝，剧者必衄，衄乃解。所以然者，阳气重故也。麻黄汤主之。（46）

脉浮者，病在表，可发汗，宜麻黄汤。（51）

脉浮而数者，可发汗，宜麻黄汤。（52）

伤寒脉浮紧，不发汗，因致衄者，麻黄汤主之。（55）

脉但浮，无余症者，与麻黄汤。若不尿，腹满加哕者，不治。（232）

阳明病，脉浮，无汗而喘者，发汗则愈，宜麻黄汤。（235）

●**临床应用**

1.适用范围　本方常用于普通感冒、流行性感冒、急性支气管炎、支气管哮喘等中医辨证属外感风寒表实证者。

2.辨证要点　恶寒发热，无汗而喘，脉浮紧。

3.使用注意　本方为发汗的峻剂，在《伤寒论》中对"疮家""淋家""衄家""亡血家"，以及外感表虚自汗、血虚而脉兼"尺中迟"、误下而见"身重心悸"者等，虽有表寒证，亦皆禁用；麻黄汤药少力专，发汗力强，不可过服。

●**配伍解析**

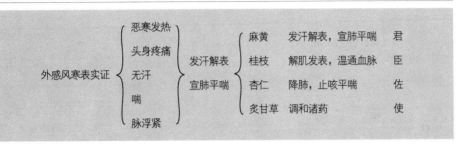

本方麻、桂相配，一发卫气之郁以开腠理，一透营分之郁以行血滞，相须为用，发汗解表之功颇强，正如《医宗金鉴·订正伤寒论注》所言，此为"仲景开表逐邪发汗第一峻药也"。麻、杏相伍，一宣肺经风寒而平喘，一降泄肺气而止咳，宣中有降，以宣为主。

●**药理研究**

本方主要有解热[1]、发汗[2]、止咳平喘[3]、抑菌、抗病毒、消炎及抗过敏[4]等作用。

●**典型医案**

刘某某，男，50岁。隆冬季节，因工作需要出差外行，途中不慎感受风寒之邪，当晚即发高热，体温达39.8℃，恶寒甚重，虽覆两床棉被，仍洒淅恶寒，发抖，周身关节无一不痛，无汗，皮肤滚烫而咳嗽不止。视其舌苔薄白，切其脉浮紧有力，此乃太阳伤寒表实之证。治宜辛温发汗，解表散寒。用麻黄汤：麻黄9克，桂枝6克，杏仁12克，炙甘草3克，1剂。服药后，温覆衣被，须臾，遍身汗出而解。（《刘渡舟验案精选》）

◇**参考文献**

［1］富杭育，贺玉琢，周爱香．以解热的药效初探麻黄汤、桂枝汤、银翘散、
　　桑菊饮的药物动力学［J］．中国药理与临床，1992，8（1）：1.

［2］蒋灵芝，苗维纳，沈映君．麻黄汤致大鼠足趾汗腺上皮细胞分泌的超微
　　结构研究［J］．泸州医学院学报，2002，25（2）：122-127.

［3］田安民，蔡遂英，张玉芝．麻黄汤与桂枝汤药理作用的比较［J］．中医
　　杂志，1984（8）：63.

［4］谢鸣．中医方剂现代研究［M］．北京：学苑出版社，1997：39.

麻黄杏仁甘草石膏汤

《伤寒论》

【歌　诀】	仲景麻杏石甘汤，辛凉宣肺清热良，邪热壅肺咳喘急，有汗无汗均可尝。
【组　成】	麻黄去节，四两（9g）　杏仁去皮尖，五十个（9g）　甘草炙，二两（6g）　石膏碎，绵裹，半斤（18g）
【用　法】	上四味，以水七升，煮麻黄，减二升，去上沫，纳诸药，煮取二升，去滓。温服一升（现代用法：水煎温服）。
【功　效】	辛凉疏表，清肺平喘。
【主　治】	外感风邪，邪热壅肺证。身热不解，咳逆气急，甚则鼻煽，口渴，有汗或无汗，舌苔薄白或黄，脉浮而数者。

●《伤寒论》相关条文

发汗后，不可更行桂枝汤，汗出而喘，无大热者，可与麻黄杏仁甘草石膏汤。（63）

下后不可更行桂枝汤，若汗出而喘，无大热者，可与麻黄杏子甘草石膏汤。（162）

●临床应用

1.适用范围　本方常用于急性上呼吸道感染、急性支气管炎、支气管肺炎、大叶性肺炎、支气管哮喘、麻疹合并肺炎等中医辨证属表证未尽，热邪壅肺者。

2.辨证要点　身热不解，咳逆气急，脉浮数。

3.使用注意　风寒咳喘，痰热壅盛者，均非本方所宜。

●配伍解析

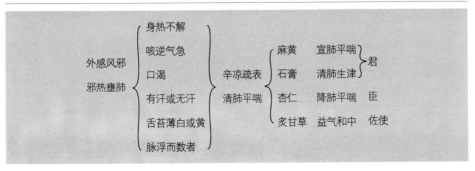

因石膏倍麻黄，故其功用重在清宣肺热，不在发汗。《伤寒论》原用本方治疗太阳病，发汗未愈，风寒入里化热，"汗出而喘"者。后世用于风寒化热，或风热犯肺，以及内热外寒，但见邪热壅肺之身热喘咳、口渴脉数，无论有汗、无汗，皆可以本方加减而获效。对于麻疹已透或未透而出现身热烦躁、咳嗽气粗而喘属疹毒内陷，肺热炽盛者，亦可以本方加味。

●药理研究

本方具有解热[1]、抗病毒[2]、抑制哮喘气道平滑肌细胞增殖和改善缺氧状态[3]等作用。

●典型医案

张某某，男，18岁。患喘证颇剧，已有五六日之久，询其病因为与同学游北海公园失足落水，经救上岸则一身衣服尽湿，乃晒衣挂于树上，时值深秋，金风送冷，因而感寒。请医诊治，曾用发汗之药，外感虽解，而变为喘息，撷肚耸肩，病情为剧。其父请中医高手，服生石膏、杏仁、鲜枇杷叶、甜葶苈子等清肺利气平喘之药不效。经人介绍，延余诊治。切其脉滑数，舌苔薄黄。余曰：肺热作喘，用生石膏清热凉肺，本为正治之法，然不用麻黄之治喘以解肺系之急，则石膏弗所能止。乃于原方加麻黄4克，服1剂喘减，又服一剂而愈。（《刘渡舟临证验案精选》）

◇参考文献

[1] 崔艳茹，屈飞，徐镜，等．配伍剂量变化对麻杏石甘汤解热作用的影响[J]．中国实验方剂学杂志，2014，20（6）：122-126．

[2] 杜茜，黄芸，汪惠勤，等．麻杏石甘汤及汤剂中聚集物体外对A型流感病毒活性的影响[J]．中华中医药杂志，2014，12：3746-3750．

[3] 韩凤芹，孙雪文，王晓华．麻杏石甘汤两种煎煮方法对哮喘模型小鼠气道平滑肌细胞增殖及急性缺氧的影响[J]．时珍国医国药，2014，8：1885-1886．

麻黄连轺赤小豆汤

《伤寒论》

【歌 诀】	麻黄连轺赤小豆，桑白杏草姜枣凑，宣肺解毒消湿肿，湿热兼表黄疸疗。
【组 成】	麻黄去节，二两（6g）　连轺连翘根是，二两（6g）　杏仁去皮尖，四十个（6g）　赤小豆一升（10g）　大枣擘，十二枚（3g）　生梓白皮切，一升（10g）　生姜二两（6g）　甘草炙，二两（6g）
【用 法】	上八味，以潦水一斗，先煮麻黄再沸，去上沫，纳诸药，煮取三升，去滓，分温三服，半日服尽（现代用法：水煎服）。
【功 效】	发汗解表，清热利湿。
【主 治】	阳黄兼表证。发热恶寒，无汗身痒，周身黄染如橘色，脉浮滑。

●《伤寒论》相关条文

伤寒瘀热在里，身必黄，麻黄连轺赤小豆汤主之。（262）

●临床应用

1.适用范围　本方现代常用于治疗急性黄疸型肝炎，急、慢性荨麻疹，湿疹，痤疮，带状疱疹，风疹，急慢性肾小球肾炎，周围血管病变，哮喘，痛风性关节炎等中医辨证属湿热内蕴者。

2.辨证要点　发热恶寒，无汗身痒，身目俱黄，脉浮滑。

3.使用注意　本方为湿热阳黄兼有表证者而设，阴黄或阳黄而无表证者禁用。

●配伍解析

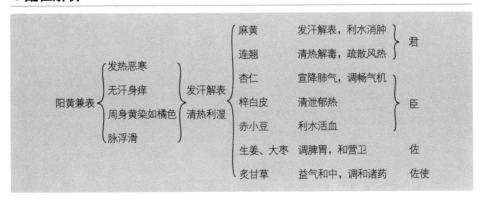

●药理研究

本方具有保肝退黄[1]、抑制肾小球系膜细胞凋亡、减少蛋白尿[2]、抗过敏[3]等作用。

◇参考文献

[1] 赵艺姣，陈明.麻黄连翘赤小豆汤对肝细胞性黄疸小鼠保肝退黄作用的研究 [J].中华中医药杂志，2016，8：3318-3320.

[2] 强胜.麻黄连轺赤小豆汤治疗慢性肾炎临床疗效及其对系膜细胞增殖的影响研究 [D].南京：南京中医药大学，2011.

[3] 陈建，刘敏，王梅，等.麻黄连轺赤小豆汤拆方抗过敏反应作用研究 [J].吉林中医药，2007，11：55-56.

麻黄细辛附子汤

《伤寒论》

【歌　诀】	麻黄附子细辛汤，发表温经两法彰，若去细辛加炙草，少阴反热亦能康。
【组　成】	麻黄_{去节，二两（6g）}　附子_{炮去皮，一枚，破八片（9g）}　细辛二两（3g）
【用　法】	上三味，以水一斗，先煮麻黄，减二升，去上沫，纳诸药，煮取二升，去滓。温服一升，日三服（现代用法：水煎服）。
【功　效】	助阳解表。
【主　治】	阳虚外感风寒表证。发热恶寒，神疲欲寐，脉沉微。

●《伤寒论》相关条文

少阴病，始得之，反发热，脉沉者，麻黄细辛附子汤主之。（301）

●临床应用

1. 适用范围　本方常用于普通感冒、流行性感冒、支气管炎、风湿性关节炎、神经痛、过敏性鼻炎、病态窦房结综合征、暴喑、喉痹、皮肤瘙痒等中医辨证属阳虚外感者。

2. 辨证要点　恶寒发热，神疲欲寐，脉沉微。

3. 使用注意　少阴阳虚而见下利清谷、四肢厥逆、脉微欲绝等症者，应遵仲景"先温其里，乃攻其表"的原则，否则误发其汗，必致亡阳危候，不可不慎。

●配伍解析

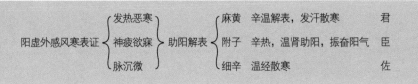

本方辛温解表与温里助阳相配，共成助阳解表之剂，使外感风寒之邪得以表散，在里之阳气得以振奋，则阳虚外感可愈，为治表里俱寒，太少两感之剂。

●药理研究

本方具有抗病毒[1]、免疫调节[2]、抗炎[3]、镇痛[4]、抑瘤[5]的作用。

◇参考文献

[1] 李荣荣，杨勇，容蓉，等．麻黄细辛附子汤对肾阳虚外感模型小鼠干预作用的研究［J］．中国实验方剂学杂志，2013，19（3）：226-230.

[2] 王树鹏．麻黄细辛附子汤对变应性鼻炎大鼠行为学和红细胞C3b受体及红细胞免疫复合物花环率的影响［J］．中药药理与临床，2008，24（5）：10.

[3] 池田孔己．应用炎症模型对麻黄附子细辛汤抗炎作用的研究［J］．国外医学·中医中药分册，1999，21（5）：49.

[4] 段小毛，李茯梅，卢新华．麻黄细辛附子汤镇痛药理作用研究［J］．中医药学刊，2006，24（3）：513.

[5] 杨露，谢晓芳，郑川，等．麻黄附子细辛汤联合紫杉醇诱导A549/T细胞凋亡的研究［J］．中药药理与临床，2015，31（3）：11-13.

旋覆代赭汤

《伤寒论》

【歌　诀】	旋覆代赭重用姜，半夏人参甘枣尝，降逆化痰益胃气，胃虚痰阻痞噫康。
【组　成】	旋覆花三两（9g）　人参二两（6g）　生姜五两（15g）　代赭石一两（6g）　甘草炙，三两（9g）　半夏洗，半升（9g）　大枣擘，十二枚（4枚）
【用　法】	以水一斗，煮取六升，去滓再煎，取三升，温服一升，日三服（现代用法：水煎服）。
【功　效】	降逆化痰，益气和胃。
【主　治】	胃虚痰阻气逆证。胃脘痞闷或胀满，按之不痛，频频嗳气，或见纳差、呃逆、恶心，甚或呕吐，舌苔白腻，脉缓或滑。

●《伤寒论》相关条文

伤寒发汗，若吐若下，解后，心下痞硬，噫气不除者，旋覆代赭汤主之。（161）

●临床应用

1.适用范围　本方常用于治疗胃神经症、慢性胃炎、胃扩张、胃及十二指肠球部溃疡、幽门不全梗阻、神经性呃逆等中医辨证属于胃虚痰阻气逆的多种疾病，对于防治恶性肿瘤化疗的呕吐反应有一定的效果。

2.辨证要点　心下痞硬，噫气频作，呃逆，呕吐，苔白腻，脉滑。

3.使用注意　方中代赭石性质偏于寒凉、沉降，有碍于脾胃，故脾胃气虚者不能过量使用。

●配伍解析

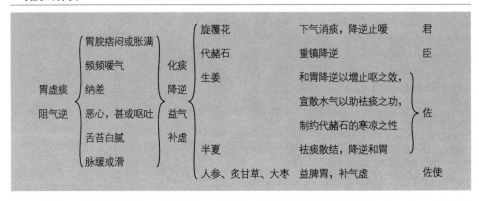

本方一是集旋覆花、代赭石、半夏、生姜等降逆和胃之品于一方，降逆下气之功颇著；二是配伍人参、甘草、大枣等益气补虚之品，共成标本兼治，治实顾虚之剂。

●药理研究

本方主要具有止吐[1-2]、改善肠胃功能[3]、促进消化吸收[4]等作用。

●典型医案

汪（三十）壮年饮酒聚湿，脾阳受伤已久，积劳饥饱，亦令伤阳，遂食入反出，嗳气不爽，格拒在乎中焦，总从温通镇逆为例。白旋覆花、代赭石、茯苓、半夏、洗附子、洗干姜。（《临证指南医案》）

◇参考文献

［1］李姿，韩慧，杨幼新，等．旋覆代赭汤对RE模型大鼠食管组织线粒体超微结构及SDH活性的影响［J］．中国中西医结合消化杂志，2016，7：499-503.

［2］张俊杰，吴茂申．旋覆代赭汤对反流性食管炎家兔食管黏膜脑肠肽和一氧化氮合酶的影响［J］．中华中医药杂志，2015，4：1197-1200.

［3］吕兴，许惠琴，吕高虹，等．旋覆代赭汤不同煎煮工艺对胃肠道影响的比较研究［J］．南京中医药大学学报，2015，4：337-340.

［4］张俊杰，吴茂申．旋覆代赭汤对反流性食管炎家兔食管下括约肌受体操纵性钙通道调控作用的研究［J］．浙江中医杂志，2014，9：640-642.

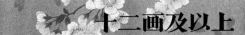

十二画及以上

越婢汤

《金匮要略》

【歌　诀】	越婢加术麻黄枣，石膏生姜与甘草，肺气不宣一身肿，宣肺泄热功效强。
【组　成】	麻黄六两（18g）　石膏半斤（24g）　生姜三两（9g）　大枣十五枚　甘草二两（6g）
【用　法】	上药以水六升，先煮麻黄，去上沫，纳诸药，煮取三升，分温三服（现代用法：水煎服）。
【功　效】	宣肺泄热，散水消肿。
【主　治】	风水夹热证。恶风，一身悉肿，身重，自汗，口微渴，无大热，脉浮。

●《金匮要略》相关条文

风水，恶风，一身悉肿，脉浮不渴，续自汗出，无大热，越婢汤主之。（水气病脉证并治第十四）

●临床应用

1. 适用范围　现代主要以越婢汤加减治疗急性肾小球肾炎、慢性肾炎急性发作、过敏性紫癜肾炎、特发性水肿、急慢性支气管炎、湿疹、泪囊炎、流行性红眼病等中医辨证属太阳风水夹热证。也可辅助治疗外感高热、急性荨麻疹合并血管性水肿等病证。

2. 辨证要点　恶风，一身悉肿，自汗，脉浮。

3. 使用注意　水肿属脾肾阳虚者禁用。

●配伍解析

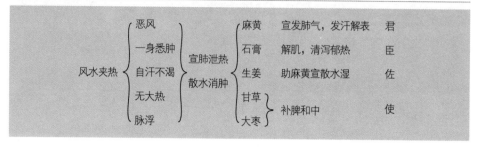

方中加大麻黄用量，并配生姜以发泄肌表之水湿，用枣、草益气健脾，意在培土制水。诸药合用，共奏宣肺泄热，散水消肿之功。

●药理研究

本方具有抗过敏性紫癜[1]、解热[2]、抗风湿性关节炎[3]等作用。

◇参考文献

［1］刘鹏．加味越婢汤配合激素治疗过敏性紫癜肾炎28例疗效观察［J］．中国中西医结合肾病杂志，2009，10（6）：543.

［2］韦大陆．加味越婢汤合用安痛定治疗外感高热364例临床分析［J］．右江民族医学院学报，1999，21（2）：326-327.

［3］李晶晶．越婢汤加减治疗类风湿关节炎寒热错杂证临床研究［J］．辽宁中医杂志，2013，40（6）：1143.

葛根黄芩黄连汤

《伤寒论》

【歌　诀】	葛根黄芩黄连汤，甘草四般治二阳，解表清里兼和胃，喘汗下利保安康。
【组　成】	葛根半斤（15g）　甘草炙，二两（6g）　黄芩三两（9g）　黄连三两（9g）
【用　法】	上四味，以水八升，先煮葛根，减二升，纳诸药，煮取二升，去滓，分温再服（现代用法：水煎服）。
【功　效】	解表清里。
【主　治】	协热下利。身热，下利臭秽，胸脘烦热，口干作渴，或喘而汗出，舌红苔黄，脉数或促。

●《伤寒论》相关条文

太阳病，桂枝证，医反下之，利遂不止。脉促者，表未解也；喘而汗出者，葛根黄芩黄连汤主之。（34）

●临床应用

1.适用范围　本方常用于急性肠炎、细菌性痢疾、伤寒、胃肠型感冒等中医辨证属表证未解，里热甚者。

2.辨证要点　身热，下利，舌红苔黄，脉数。

●配伍解析

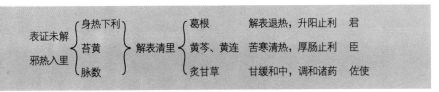

四药合用，外疏内清，表里同治，使表解里和，身热下利自愈。

●药理研究

本方主要有改善糖代谢、改善胰岛素抵抗、保护受损胰岛 β 细胞的功能[1]、解热抗炎[2]、抗腹泻[3]、抗病毒[4]等作用。

◇**参考文献**

[1] 李颖萌, 范雪梅, 王义明, 等. 葛根芩连汤对 2 型糖尿病大鼠的治疗作用及其机制探讨 [J]. 药学学报, 2013, 48 (9): 1415-1421.

[2] 毛莹, 张贵君, 彭慧, 等. 葛根芩连汤药效组分解热抗炎药效学研究 [J]. 辽宁中医药大学学报, 2014, 16 (1): 30-32.

[3] 毛莹, 张贵君, 梁玉鑫, 等. 葛根芩连汤药效组分抗腹泻药效学研究 [J]. 辽宁中医杂志, 2013, 40 (7): 1433-1435.

[4] 龚湛文. 葛根芩连汤抗病毒有效物质基础研究 [D]. 北京: 北京中医药大学, 2003.

温经汤

《金匮要略》

【歌　诀】	温经汤用吴萸芎，归芍丹桂姜夏冬，参草益脾胶养血，调经重在暖胞宫。
【组　成】	吴茱萸三两(9g)　当归二两(6g)　芍药二两(6g)　川芎二两(6g)　人参二两(6g)　桂枝二两(6g)　阿胶二两(6g)　牡丹皮去心,二两(6g)　生姜二两(6g)　甘草二两(6g)　半夏半升(6g)　麦冬去心,一升(9g)
【用　法】	上十二味，以水一斗，煮取三升，分温三服(现代用法：水煎服，阿胶烊冲)。
【功　效】	温经散寒，养血祛瘀。
【主　治】	冲任虚寒，瘀血阻滞证。漏下不止，血色暗而有块，淋漓不畅，或月经超前或延后，或逾期不止，或一月再行，或经停不至，而见少腹里急，腹满，傍晚发热，手心烦热，唇口干燥，舌质暗红，脉细而涩。亦治妇人宫冷，久不受孕。

●《金匮要略》相关条文

问曰：妇人年五十所，病下利数十日不止，暮即发热，少腹里急，腹满，手掌烦热，唇口干燥，何也？师曰：此病属带下。何以故？曾经半产，瘀血在少腹不去。何以知之？其证唇口干燥，故知之。当以温经汤主之。（妇人杂病脉证并治第二十二）

●临床应用

1.适用范围　本方现代常用于异常子宫出血、先兆流产、产后腹痛、不孕、慢性盆腔炎等中医辨证属于冲任虚寒，瘀血阻滞者。

2.辨证要点　月经不调或漏下不止，少腹冷痛，时有烦热，舌质暗红，脉细涩。

3.使用注意　月经不调属实热或无瘀血内阻者忌用，服药期间忌食生冷之品。

●配伍解析

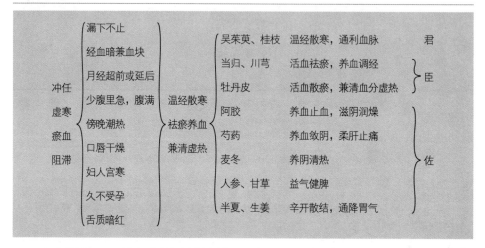

	漏下不止		吴茱萸、桂枝	温经散寒，通利血脉	君
	经血暗兼血块		当归、川芎	活血祛瘀，养血调经	臣
	月经超前或延后		牡丹皮	活血散瘀，兼清血分虚热	
冲任虚寒瘀血阻滞	少腹里急，腹满	温经散寒祛瘀养血兼清虚热	阿胶	养血止血，滋阴润燥	
	傍晚潮热		芍药	养血敛阴，柔肝止痛	
	口唇干燥		麦冬	养阴清热	佐
	妇人宫寒		人参、甘草	益气健脾	
	久不受孕		半夏、生姜	辛开散结，通降胃气	
	舌质暗红				

本方配伍，一是方中温清补消并用，但以温经补养为主；二是大队温补药与少量寒凉药配伍，能使全方温而不燥、刚柔相济，以成温养化瘀之剂。

●药理研究

本方主要具有镇痛、抗炎[1]、收缩子宫[2]、扩张血管[3]、抗过敏[4]等作用。

◇参考文献

[1] 马小娜，黄小楼，郝秀芳，等．温经汤对子宫内膜异位症大鼠妊娠功能影响的实验研究 [J]．中医药学报，2015，3：53-55.

[2] 徐丁洁，成秀梅，杜惠兰，等．加减温经汤对寒凝血瘀模型大鼠子宫内膜 ER、PR 表达的影响 [J]．中成药，2012，1：156-158.

[3] 成秀梅，杜惠兰，李丹，等．温经汤对寒凝血瘀模型大鼠卵巢血红素氧合酶表达的影响 [J]．中医杂志，2011，2：141-143.

[4] 王学岭，陆一竹，陈晓旭，等．寒凝、热毒所致血瘀证模型大鼠血清游离钙浓度观察及中药干预作用 [J]．天津中医药大学学报，2010，2：87-88.

酸枣仁汤

《金匮要略》

【歌　诀】	酸枣二升先煮汤，茯知二两用之良，芎二甘一相调剂，服后安然入梦乡。
【组　成】	酸枣仁二升（15g）　甘草一两（3g）　知母二两（6g）　茯苓二两（6g）　川芎二两（6g）
【用　法】	上五味，以水八升，煮酸枣仁，得六升，纳诸药，煮取三升，分温三服（现代用法：水煎服）。
【功　效】	养血安神，清热除烦。
【主　治】	肝血不足，虚热内扰之虚烦不眠证。虚烦失眠，心悸不安，头目眩晕，咽干口燥，舌红，脉弦细。

●《金匮要略》相关条文

虚劳虚烦不得眠，酸枣仁汤主之。（血痹虚劳病脉证并治第六）

●临床应用

1.适用范围　本方常用于神经衰弱、心脏神经症、围绝经期综合征等中医辨证属心肝血虚，虚热内扰者。

2.辨证要点　虚烦失眠，口燥咽干，舌红，脉弦细。

3.使用注意　本方重用酸枣仁，且需先煎，方能取效。

●配伍解析

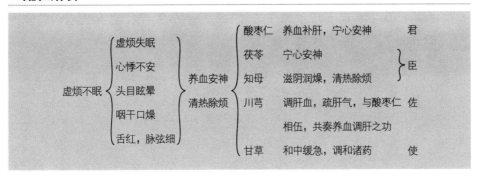

本方心肝同治，重在养肝之血；补中兼行，以畅肝之气，恰适肝性。

●药理研究

本方具有镇静催眠[1]、抗惊厥[2]、抗焦虑[3]、抗抑郁[4]、降血脂[5]、改善记忆[6]、保护心脑血管[7-8]、护肝保肝[9-10]等作用。

◇参考文献

[1]金阳，李飞，李延利.酸枣仁汤对失眠大鼠睡眠时相的影响[J].时珍国医国药，2008，19（6）：1355-1356.

[2]马德孚.酸枣仁汤的药理研究[C].全国第二届仲景学术思想研讨会，1995：124.

[3]王欣，谢鸣.酸枣仁汤对EPM大鼠脑组织GABA-A受体mRNA表达的影响[J].中医药学刊，2006，24（1）：84-85.

[4]夏寒星.酸枣仁汤抗抑郁实验研究[J].浙江中医药大学学报，2010，34（1）：52-53.

[5]张仲一，高岚，胡觉民，等.酸枣仁汤降脂作用的实验研究[J].江西中医药，2005，36（2）：58-59.

[6]段瑞，黄鹏，张宏，等.酸枣仁汤对记忆能力影响的实验研究[J].福建中医药，2003，34（1）：37-38.

[7]邓伟，唐其柱，李欣，等.酸枣仁皂苷A对大鼠心室肌细胞L型钙通道的影响[J].武汉大学学报：医学版，2009，30（3）：299-302.

[8]陆晖，陆艳玲，吴云虎，等.酸枣仁皂苷A对脑缺血再灌注损伤大鼠神经保护作用的研究[J].陕西中医，2009，30（5）：621-623.

[9]朱海鹏，高志良，谭德明，等.酸枣仁汤对小鼠试验性急性肝衰竭的影响[J].中国中药杂志，2007，32（8）：718-721.

[10]朱海鹏，高志良，谭德明，等.酸枣仁汤辅助治疗慢性重型肝炎的临床观察[J].中国中西医结合杂志，2007，27（4）：303-305.

橘皮竹茹汤

《金匮要略》

【歌　诀】	橘皮竹茹治呃逆，人参甘草枣姜益，胃虚有热失和降，久病之后更相宜。
【组　成】	橘皮二升（15g）　竹茹二升（15g）　大枣三十枚（5枚）　生姜半斤（9g） 甘草五两（6g）　人参一两（3g）
【用　法】	上六味，以水一斗，煮取三升，温服一升，日三服。
【功　效】	降逆止呃，益气清热。
【主　治】	胃虚有热之呃逆。呃逆或干呕，虚烦少气，口干，舌红嫩，脉虚数。

●《金匮要略》相关条文

哕逆者，橘皮竹茹汤主之。（呕吐哕下利病脉证治第十七）

●临床应用

1. 适用范围　本方常用于治疗妊娠呕吐、幽门不全梗阻呕吐、腹部手术后呃逆不止等中医辨证属胃虚有热，胃气上逆的多种疾病。

2. 辨证要点　呃逆或干呕，舌红嫩，脉虚数。

3. 使用注意　呕逆因实热或虚寒而致者，非本方所宜。

●配伍解析

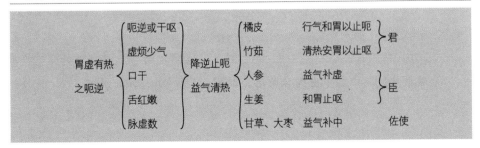

本方一是甘寒之竹茹与辛温之橘皮、生姜相伍，则清而不寒；二是益气养胃之人参、大枣、甘草与行气和胃之橘皮相合，则补而不滞。

●药理研究

本方主要具有保护胃黏膜、肠胃蠕动功能双向调节[1]、抑制胃酸分泌、提高唾液内淀粉酶活性、扩张冠脉、增加心肌收缩力及心排血量、减缓心率、抗休克[2]等作用。

◇参考文献

[1] 姚春，姚凡，赵晓芳，等.橘皮竹茹汤对胆汁反流胃炎大鼠模型的防治作用及对胃泌素、PGE$_2$含量的影响[J].时珍国医国药，2014，1：44-46.

[2] 王付.经方实践论[M].北京：中国医药科技出版社，2006：149-150.

鳖甲煎丸

《金匮要略》

【歌　诀】	鳖甲煎丸疟母方，䗪虫鼠妇及蜣螂，蜂窠石韦人参射，桂朴紫葳姜丹芍，芩黄胶柴硝桃仁，瞿夏葶苈共成方。
【组　成】	鳖甲炙，十二分（90g）　射干烧　黄芩　鼠妇熬　干姜　大黄　桂枝　石韦去毛　厚朴　紫葳　阿胶各三分（各22.5g）　柴胡　蜣螂熬，各六分（各45g）　芍药　牡丹去心　䗪虫熬，各五分（各37g）　蜂窠炙，四分（30g）　赤硝十二分（90g）　桃仁　瞿麦各二分（15g）　人参　半夏　葶苈各一分（各7.5g）
【用　法】	上二十三味，取煅灶下灰一斗，清酒一斛五斗，浸灰，候酒尽一半，着鳖甲于中，煮令泛烂如胶漆，绞取汁，纳诸药，煎为丸，如梧桐子大。空心服七丸，日三服（现代用法：除硝石、鳖甲胶、阿胶外，20味烘干碎断，加黄酒600g，拌匀，加盖封闭，隔水炖至酒尽药熟，干燥，与硝石等三味混合粉碎成细粉，炼蜜为丸，每丸重3g。每次服1~2丸，每日2~3次，温开水送下）。
【功　效】	行气活血，祛湿化痰，软坚消癥。
【主　治】	疟母、癥瘕。疟疾日久不愈，胁下痞硬（或硬）成块，结成疟母；以及癥瘕结于胁下，推之不移，腹中疼痛，肌肉消瘦，饮食减少，时有寒热，女子月经闭止等。

● 《金匮要略》相关条文

　　病疟，以月一日发，当以十五日愈；设不差，当月尽解；如其不差，当云何？师曰：此结为癥瘕，名曰疟母，急治之，宜鳖甲煎丸。（疟病脉证并治第四）

●临床应用

　　1.适用范围　本方常用于治疗肝硬化、肝脾肿大、肝癌、子宫肌瘤、卵巢囊肿等中医辨证属于疟母、癥瘕气滞血瘀痰凝者。

　　2.辨证要点　胁下痞硬，推之不移，舌暗。

3.使用注意　本方长于消癥散结，但扶正之力不足，若有癥结而正气虚甚者慎用。

●配伍解析

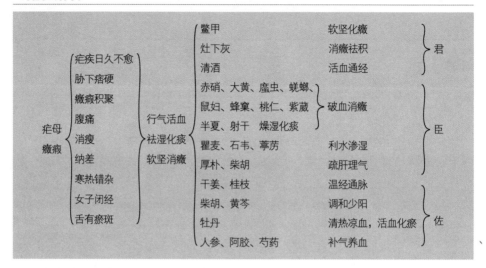

本方药物虽似庞杂，然细看则体现了寒热并用，攻补兼施，气血津液同治的配伍特点。诸法兼备，确为消癥之良剂也。综观全方，融行气、活血、除湿、攻下等多种消癥之法于一方，并以丸剂缓散，攻邪不伤正，祛邪于渐消缓散之中，收事半功倍之效。

●药理研究

本方主要具有抗肝纤维化[1]、双向调节血管新生[2]、诱导肿瘤细胞凋亡[3]、调节免疫功能[4]的作用。

◇参考文献

[1] 铁明慧，王科，张颖.鳖甲煎丸对体外培养大鼠主动脉环血管新生的影响[J].中医杂志，2016，15：1322-1326.

[2] 刘翔，陈嘉，顾丰华，等.鳖甲煎丸对百草枯致大鼠肺纤维化的改善作用研究[J].世界临床药物，2016，3：160-165，198.

[3] 楼丹飞，李越华.中药复方双向调节血管新生的研究进展[J].中西医结合心脑血管病杂志，2016，4：375-378.

[4] 罗庆东，姜德友.鳖甲煎丸的临床研究与进展[J].齐齐哈尔医学院学报，2012，6：764-766.

【下篇】

百药图解

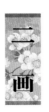

二画

丁香

- 【来源产地】为桃金娘科植物丁香 *Eugenia caryophyllata* Thunb. 的干燥花蕾。原产印度、越南及东非沿海等地，我国广东、海南有栽培。
- 【性味功效】辛，温。温中降逆，补肾助阳。用于脾胃虚寒，呃逆呕吐，食少吐泻，心腹冷痛，肾虚阳痿。
- 【用法用量】煎服，1~3g，内服或研末外敷。不宜与郁金同用。
- 【品质要求】以完整、个大、油性足、颜色深红、香气浓郁、入水下沉者为佳。

人参

- 【来源产地】为五加科植物人参 *Panax ginseng* C. A. Mey. 的干燥根和根茎。主产于黑龙江、吉林、辽宁。
- 【性味功效】甘、微苦，微温。大补元气，复脉固脱，补脾益肺，生津养血，安神益智。用于体虚欲脱，肢冷脉微，脾虚食少，肺虚喘咳，津伤口渴，内热消渴，气血亏虚，久病虚羸，惊悸失眠，阳痿宫冷。
- 【用法用量】煎服，3~9g，另煎兑服；也可研粉吞服，每次2克，每日2次。不宜与藜芦、五灵脂同用。
- 【品质要求】以条粗、质硬、完整、纹细、芦头长者为佳。

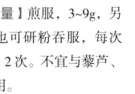

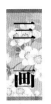

- 【来源产地】为姜科植物姜 *Zingiber officinale* Rosc. 的干燥根茎。产于除东北外的大部分地区。主产于四川、贵州等地，以四川犍为、沐川为道地。

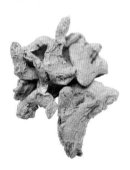

- 【性味功效】**干姜、姜炭**，辛，热。温中散寒，回阳通脉，温肺化饮。用于脘腹冷痛，呕吐泄泻，肢冷脉微，寒饮喘咳。**炮姜**，辛，热。温经止血，温中止痛。用于阳虚失血，吐衄崩漏，脾胃虚寒，腹痛吐泻。
- 【用法用量】煎服，3~10g。
- 【品质要求】以块大、丰满、质嫩者为佳。

- 【来源产地】为鼠李科植物枣 *Ziziphus jujuba* Mill. 的干燥成熟果实。主产于河北、陕西、河南、山东、天津。
- 【性味功效】甘，温。补中益气，养血安神。用于脾虚食少，乏力便溏，妇人脏躁。
- 【用法用量】煎服，6~15g。
- 【品质要求】以色红、肉厚、饱满、核小者为佳。

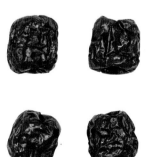

大黄

- 【来源产地】为蓼科植物掌叶大黄 *Rheum palmatum* L.、唐古特大黄 *Rheum tanguticum* Maxim. ex Balf. 或药用大黄 *Rheum officinale* Baill. 的干燥根和根茎。掌叶大黄主产于甘肃。唐古特大黄主产于青海。药用大黄主产于四川、湖北。
- 【性味功效】苦，寒。泻下攻积，清热泻火，凉血解毒，逐瘀通经，利湿退黄。用于实热积滞便秘，血热吐衄，目赤咽肿，痈肿疔疮，肠痈腹痛，瘀血经闭，产后瘀阻，跌打损伤，湿热痢疾，黄疸尿赤，淋证，水肿；外治烧烫伤。
- 【用法用量】煎服，3~15g；用于泻下不宜久煎。外用适量，研末敷于患处。孕妇及月经期、哺乳期慎用。
- 【品质要求】以外表黄棕色、锦纹及星点明显、体重、质坚实、有油性者为佳。

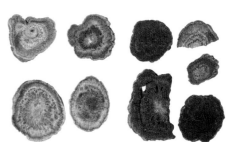

山茱萸

- 【来源产地】为山茱萸科植物山茱萸 *Cornus officinalis* Sieb. et Zucc. 的干燥成熟果肉。主产于河南、浙江、陕西、四川等地，以浙江淳安、临安、桐庐为道地。
- 【性味功效】酸、涩，微温。补益肝肾，收涩固脱。用于眩晕耳鸣，腰膝酸痛，阳痿遗精，遗尿尿频，崩漏带下，大汗虚脱，内热消渴。
- 【用法用量】煎服，6~12g。
- 【品质要求】以肉厚、柔软、色紫红者为佳。

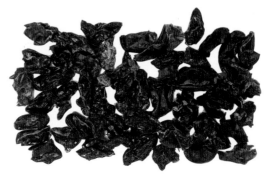

山药

- 【来源产地】为薯蓣科植物薯蓣 *Dioscorea opposita* Thunb. 的干燥根茎。主产于河南、河北，以河南怀庆、沁阳、武陟为道地。
- 【性味功效】**山药**，甘，平。补脾养胃，生津益肺，补肾涩精。用于脾虚食少，久泻不止，肺虚喘咳，肾虚遗精，带下，尿频，虚热消渴。**麸炒山药**，补脾健胃。用于脾虚食少，泄泻便溏，白带过多。

- 【用法用量】煎服，15~30g。
- 【品质要求】以身长、条粗、质坚实、粉性足、色洁白者为佳。

山楂

- 【来源产地】为蔷薇科植物山里红 *Crataegus pinnatifida* Bge. var. *major* N. E. Br. 或山楂 *Crataegus pinnatifida* Bge. 的干燥成熟果实。主产于河南、山东、河北等地。
- 【性味功效】**山楂**，酸、甘，微温。消食健胃，行气散瘀，化浊降脂。用于肉食积滞，泻痢腹痛，瘀血经闭，产后瘀阻，胸痹心痛，疝气疼痛。**焦山楂**，消食导滞作用增强。用于肉食积滞，泻痢不爽。
- 【用法用量】煎服，9~12g。
- 【品质要求】以果实个大、皮红、果肉厚、核少、干燥者为佳。

川芎

- 【来源产地】为伞形科植物川芎 *Ligusticum chuanxiong* Hort. 的干燥根茎。主产于四川、贵州、云南，以四川灌县、崇州为道地。
- 【性味功效】辛，温。活血行气，祛风止痛。用于胸痹心痛，胸胁刺痛，跌仆肿痛，月经不调，闭经，痛经，癥瘕腹痛，头痛，风湿痹痛。
- 【用法用量】煎服，3~10g。
- 【品质要求】以根茎肥大、丰满沉重、外黄褐色、内有黄白菊花心者为佳。

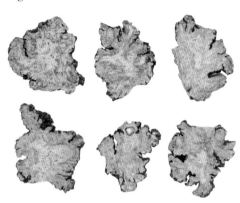

女贞子

- 【来源产地】为木犀科植物女贞 *Ligustrum lucidum* Ait. 的干燥成熟果实。产于全国大部分地区。主产于浙江、江苏、湖南、福建、广西等。
- 【性味功效】甘、苦，凉。滋补肝肾，明目乌发。用于肝肾阴虚，眩晕耳鸣，腰膝酸软，须发早白，目暗不明，内热消渴，骨蒸潮热。
- 【用法用量】煎服，6~12g。
- 【品质要求】以粒大、饱满、色黑紫、质坚实者为佳。

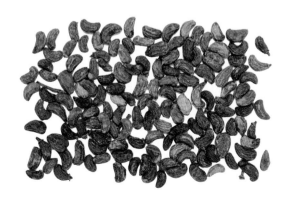

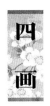

四画

天花粉

- 【来源产地】为葫芦科植物栝楼 *Trichosanthes kirilowii* Maxim. 或双边栝楼 *Trichosanthes rosthornii* Harms 的干燥根。栝楼主产于河南、河北、山东。双边栝楼主产于四川。

- 【性味功效】甘、微苦，微寒。清热泻火，生津止渴，消肿排脓。用于热病烦渴，肺热燥咳，内热消渴，疮疡肿毒。

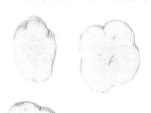

- 【用法用量】煎服，10~15g。孕妇慎用；不宜与川乌、制川乌、草乌、制草乌、附子同用。

- 【品质要求】以质坚实、断面白色或淡黄色、富粉性者为佳。

天麻

- 【来源产地】为兰科植物天麻 *Gastrodia elata* Bl. 的干燥块茎。产于我国大部分地区，主产于陕西、四川、重庆、贵州、湖北、云南。

- 【性味功效】甘，平。息风止痉，平抑肝阳，祛风通络。用于小儿惊风，癫痫抽搐，破伤风，头痛眩晕，手足不遂，肢体麻木，风湿痹痛。

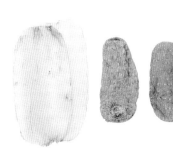

- 【用法用量】煎服，3~10g。

- 【品质要求】以质地坚实沉重、有鹦哥嘴、色黄白、断面明亮、无空心者为佳。

木瓜

- 【来源产地】为蔷薇科植物贴梗海棠 *Chaenomeles speciosa* (Sweet) Nakai 的干燥近成熟果实。主产于四川、重庆、湖北、湖南、安徽、浙江，以安徽宣城为道地。
- 【性味功效】酸，温。舒筋活络，和胃化湿。用于湿痹拘挛，腰膝关节酸重疼痛，暑湿吐泻，转筋挛痛，脚气水肿。
- 【用法用量】煎服，6~9g。
- 【品质要求】以个大、皮皱、紫红色、质坚实、味酸者为佳。

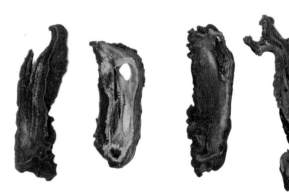

五味子

- 【来源产地】为五味子科植物五味子 *Schisandra chinensis* (Turcz.) Baill. 的干燥成熟果实。主产于黑龙江、吉林、辽宁。
- 【性味功效】酸、甘，温。收敛固涩，益气生津，补肾宁心。用于久嗽虚喘，梦遗滑精，遗尿尿频，久泻不止，自汗盗汗，津伤口渴，内热消渴，心悸失眠。
- 【用法用量】煎服，2~6g。
- 【品质要求】以粒大、果皮紫红、肉厚、柔润者为佳。

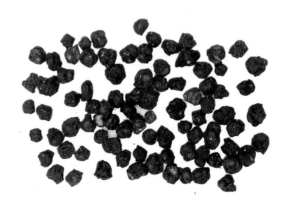

- 【来源产地】为车前科植物车前 *Plantago asiatica* L. 或平车前 *Plantago depressa* Willd. 的干燥成熟种子。车前主产于江西、河南、四川。平车前主产于黑龙江、辽宁、河北。
- 【性味功效】甘，寒。清热利尿通淋，渗湿止泻，明目，祛痰。用于热淋涩痛，水肿胀满，暑湿泄泻，目赤肿痛，痰热咳嗽。
- 【用法用量】煎服，9~15g，包煎。
- 【品质要求】以粒大、色黑、饱满者为佳。

- 【来源产地】本品为水蛭科动物蚂蟥 *Whitmania pigra* Whitman、水蛭 *Hirudo nipponica* Whitman 或柳叶蚂蟥 *Whitmania acranulata* Whitman 的干燥全体。夏、秋二季捕捉，用沸水烫死，晒干或低温干燥。主产于山东。
- 【性味功效】咸、苦，平；有小毒。破血通经，逐瘀消癥。用于血瘀经闭，癥瘕痞块，中风偏瘫，跌扑损伤。
- 【用法用量】煎服，1~3g。
- 【品质要求】以体小、条整齐、黑褐色、完整者为佳。

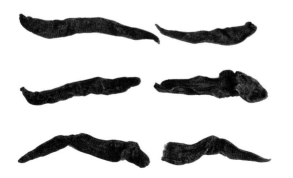

牛膝

- 【来源产地】为苋科植物牛膝 *Achyranthes bidentata* Bl. 的干燥根。主产于河南、河北等地，以河南为道地。
- 【性味功效】苦、甘、酸，平。逐瘀通经，补肝肾，强筋骨，利尿通淋，引血下行。用于闭经，痛经，腰膝酸痛，筋骨无力，淋证，水肿，头痛，眩晕，牙痛，口疮，吐血，衄血。
- 【用法用量】煎服，5~12g。孕妇慎用。
- 【品质要求】以根长、肉肥、皮细、黄白色者为佳。

乌梅

- 【来源产地】为蔷薇科植物梅 *Prunus mume* (Sieb.) Sieb. et Zucc. 的干燥近成熟果实。主产于重庆、四川、福建、浙江、云南，以福建、浙江为道地。
- 【性味功效】酸、涩，平。敛肺，涩肠，生津，安蛔。用于肺虚久咳，久泻久痢，虚热消渴，蛔厥腹痛，呕吐。
- 【用法用量】煎服，6~12g。
- 【品质要求】以个大、肉厚、柔润、味极酸者为佳。

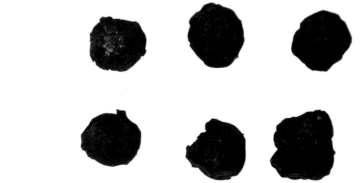

- 【来源产地】为桑科植物大麻 *Cannabis sativa* L. 的干燥成熟种子。主产于山东、浙江、山西、陕西。
- 【性味功效】甘，平。润肠通便。用于血虚津亏，肠燥便秘。
- 【用法用量】煎服，10~15g，捣碎。
- 【品质要求】以粒大、种仁饱满者为佳。

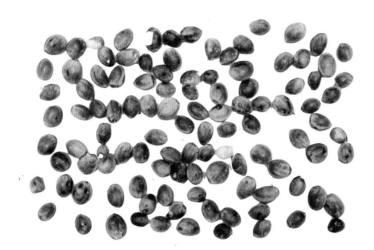

五画

甘草

- 【来源产地】为豆科植物甘草 *Glycyrrhiza uralensis* Fisch.、胀果甘草 *Glycyrrhiza inflata* Bat. 或光果甘草 *Glycyrrhiza glabra* L. 的干燥根及根茎。主产于内蒙古、新疆、甘肃等地。

- 【性味功效】甘草，甘，平。补脾益气，清热解毒，祛痰止咳，缓急止痛，调和诸药。用于脾胃虚弱，心悸气短，咳嗽痰多，痈肿疮毒，缓解药物毒性、烈性。炙甘草，甘，平。补脾和胃，益气复脉。用于脾胃虚弱，倦怠乏力，心动悸。

- 【用法用量】煎服，2~10g。不宜与海藻、京大戟、红大戟、甘遂、芫花同用。

- 【品质要求】以外皮细紧、红棕色、质坚实、断面黄白色、粉性足、味甜者为佳。

甘遂

- 【来源产地】为大戟科植物甘遂 *Euphorbia kansui* T. N. Liou ex T. P. Wang 的干燥块根。春季开花前或秋末茎叶枯萎后采挖，撞去外皮，晒干。主产于陕西、山西、河南等地。

- 【性味功效】苦，寒；有毒。泻水逐饮，消肿散结。用于水肿胀满，胸腹积水，痰饮积聚，气逆咳喘，二便不利，风痰癫痫，痈肿疮毒。

- 【用法用量】煎服，0.5~1.5g，炮制后多入丸、散用。外用适量，生用。

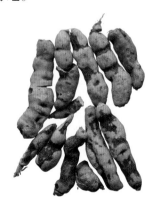

- 【品质要求】以肥大、色白、粉性足者为佳。

- 【来源产地】为菊科植物艾 *Artemisia argyi* Lévl. et Vant. 的干燥叶。产于全国大部分地区。

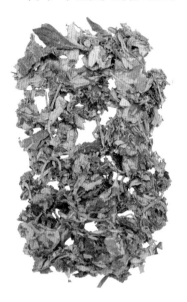

- 【性味功效】艾叶，辛、苦，温；有小毒。温经止血，散寒止痛；外用祛湿止痒。用于吐血，衄血，崩漏，月经过多，胎漏下血，少腹冷痛，经寒不调，宫冷不孕；外治皮肤瘙痒。**醋艾炭**，温经止血，用于虚寒性出血。
- 【用法用量】煎服，3~9g。外用适量，供灸治或熏洗用。
- 【品质要求】以色青、叶背灰白色、绒毛多、叶厚、质柔韧、香气浓郁者为佳。

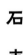

- 【来源产地】为水龙骨科植物庐山石韦 *Pyrrosia sheareri* (Bak.) Ching、石韦 *Pyrrosia lingua* (Thunb.) Farwell 或有柄石韦 *Pyrrosia petiolosa* (Christ) Ching 的干燥叶。主产于浙江、湖北、河北等地。
- 【性味功效】甘、苦，微寒。利尿通淋，清肺止咳，凉血止血。用于热淋，血淋，石淋，小便不通，淋沥涩痛，肺热喘咳，吐血，衄血，尿血，崩漏。

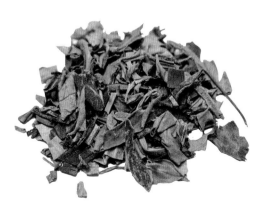

- 【用法用量】煎服，6~12g。
- 【品质要求】以叶大而厚、完整、背面色发红、有小点者为佳。

石膏

- 【来源产地】为硫酸盐类矿物硬石膏族石膏，主含含水硫酸钙（$CaSO_4 \cdot 2H_2O$）。主产于湖北、甘肃、四川、安徽等地，以湖北应城产者最佳。
- 【性味功效】**生石膏**，甘、辛，大寒。清热泻火，除烦止渴。用于外感热病高热烦渴，肺热喘咳，胃火亢盛，头痛，牙痛。**煅石膏**，敛疮生肌，收湿止血。用于溃疡不敛，湿疹瘙痒，水火烫伤。
- 【用法用量】**生石膏**，煎服，15~60g，先煎。**煅石膏**，外用适量，研末撒敷患处。
- 【品质要求】以色白、质松、半透明、纵断面如丝者为佳。

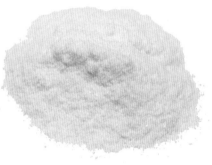

生地黄

- 【来源产地】为玄参科植物地黄 *Rehmannia glutinosa* Libosch. 的干燥块根。主产于河南、山西、河北，以河南为道地。
- 【性味功效】甘，寒。清热凉血，养阴生津。用于热入营血，温毒发斑，吐血衄血，热病伤阴，舌绛烦渴，津伤便秘，阴虚发热，骨蒸劳热，内热消渴。
- 【用法用量】煎服，10~15g。
- 【品质要求】以块大、体重、断面乌黑油润者为佳。

生 姜

- 【来源产地】为姜科植物姜 *Zingiber officinale* Rosc. 的新鲜根茎。产于除东北外的大部分地区，主产于四川、贵州等地。
- 【性味功效】**生姜**，辛，微温。解表散寒，温中止呕，化痰止咳，解鱼蟹毒。用于风寒感冒，胃寒呕吐，寒痰咳嗽，鱼蟹中毒。**姜皮**，辛，凉。和脾行水消肿。用于水肿，小便不利。
- 【用法用量】**生姜**，煎服，3~9g，或捣汁服。**姜皮**，煎服，3~10g。
- 【品质要求】以块大、丰满、质嫩者为佳。

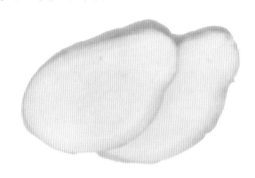

白 术

- 【来源产地】为菊科植物白术 *Atractylodes macrocephala* Koidz. 的干燥根茎。产于安徽、浙江、江西、湖南、湖北、四川、河北、陕西等地，主产于浙江，其次为安徽。

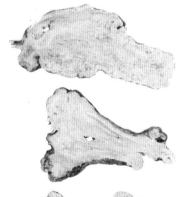

- 【性味功效】苦、甘，温。健脾益气，燥湿利水，止汗，安胎。用于脾虚食少，腹胀泄泻，痰饮眩悸，水肿，自汗，胎动不安。
- 【用法用量】煎服，6~12g。
- 【品质要求】以个大、质坚实、无空心、断面色黄白、嚼之略带黏性者为佳。

白头翁

- 【来源产地】为毛茛科植物白头翁 *Pulsatilla chinensis* (Bge.) Regel 的干燥根。春、秋二季采挖，除去泥沙，干燥。主产于吉林、黑龙江、辽宁、河北、山东等地。
- 【性味功效】苦，寒。清热解毒，凉血止痢。用于热毒血痢，阴痒带下。
- 【用法用量】煎服，9~15g。
- 【品质要求】以根粗长、质坚实、外表灰黄色、头部有白毛者为佳。

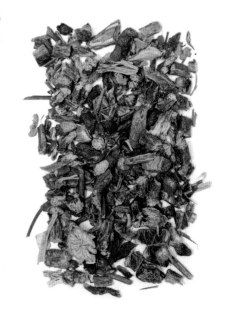

白芍

- 【来源产地】为毛茛科植物芍药 *Paeonia lactiflora* Pall. 的干燥根。产于浙江、四川、安徽、贵州、山东、云南、湖南、河南、山西、甘肃等地，以浙江、四川、安徽为道地。
- 【性味功效】苦、酸，微寒。养血调经，敛阴止汗，柔肝止痛，平抑肝阳。用于血虚萎黄，月经不调，自汗，盗汗，胁痛，腹痛，四肢挛痛，头痛眩晕。
- 【用法用量】煎服，6~15g。不宜与藜芦同用。
- 【品质要求】以根粗长匀直、皮色光洁、质坚实、粉性足、无白心或裂隙者为佳。

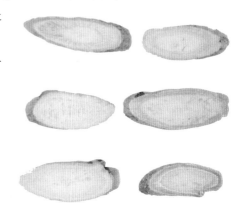

瓜蒌

- 【来源产地】为葫芦科植物栝楼 *Trichosanthes kirilowii* Maxim. 或双边栝楼 *Trichosanthes rosthornii* Harms 的干燥成熟果实。栝楼主产于河南、河北、山东。双边栝楼主产于四川。
- 【性味功效】甘、微苦，寒。清热涤痰，宽胸散结，润燥滑肠。用于肺热咳嗽，痰浊黄稠，胸痹心痛，结胸痞满，乳痈，肺痈，肠痈，大便秘结。

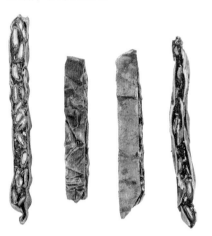

- 【用法用量】煎服，9~15g。不宜与乌头类中药同用。
- 【品质要求】以个大、不破、色橙黄、糖性浓者为佳。

半夏

- 【来源产地】为天南星科植物半夏 *Pinellia ternata* (Thunb.) Breit. 的干燥块茎。主产于四川、湖北、河南、安徽、山东等地。
- 【性味功效】**生半夏**，辛，温；有毒。燥湿化痰，降逆止呕，消痞散结。用于湿痰寒痰，咳喘痰多，痰饮眩悸，风痰眩晕，痰厥头痛，呕吐反胃，胸脘痞闷，梅核气；外治痈肿痰核。**法半夏**，辛，温。燥湿化痰。用于痰多咳喘，痰饮眩悸，风痰眩晕，痰厥头痛。**姜半夏**，辛，温。温中化痰，降逆止呕。用于痰饮呕吐，胃脘痞满。**清半夏**，辛，温。燥湿化痰。用于湿痰咳嗽，胃脘痞满，痰涎凝聚，咳吐不出。

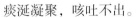

- 【用法用量】煎服，3~10g，一般宜炮制过后用。不宜与乌头类中药同用。
- 【品质要求】以个大、皮净、色白、质坚实、致密、粉性足者为佳。

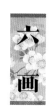

六画

地骨皮

- 【来源产地】为茄科植物枸杞 *Lycium chinense* Mill．或宁夏枸杞 *Lycium barbarum* L．的干燥根皮。枸杞全国各地均产，主产于山西。宁夏枸杞产于河北、内蒙古、山西、陕西、甘肃、宁夏、青海、新疆。

- 【性味功效】甘，寒。凉血除蒸，清肺降火。用于阴虚潮热，骨蒸盗汗，肺热咳嗽，咯血，衄血，内热消渴。

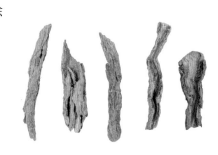

- 【用法用量】煎服，9~15g。

- 【品质要求】以筒粗、肉厚、整齐、无木心及碎片者为佳。

芒硝

- 【来源产地】为硫酸盐类矿物芒硝族芒硝，经加工精制而成的结晶体。主含含水硫酸钠（$Na_2SO_4 \cdot 10H_2O$）。全国大部分地区均有产。

- 【性味功效】咸、苦，寒。泻下通便，润燥软坚，清火消肿。用于实热积滞，腹满胀痛，大便燥结，肠痈肿痛；外治乳痈，痔疮肿痛。

- 【用法用量】6~12g，一般不入煎剂，待汤剂煎得后，溶入汤液中服用。外用适量。

- 【品质要求】以无色、透明、呈长条棱柱结晶者为佳。

- 【来源产地】为伞形科植物当归 *Angelica sinensis* (Oliv.) Diels 的干燥根。主产于甘肃、云南，以甘肃岷县、宕县、漳县为道地。
- 【性味功效】当归，甘、辛，温。补血活血，调经止痛，润肠通便。用于血虚萎黄，眩晕心悸，月经不调，闭经，痛经，虚寒腹痛，风湿痹痛，跌仆损伤，痈疽疮疡，肠燥便秘。**酒当归**，活血通经。用于闭经，痛经，风湿痹痛，跌仆损伤。
- 【用法用量】煎服，6~12g。
- 【品质要求】以外皮黄棕色、肉质饱满、断面白色者为佳。

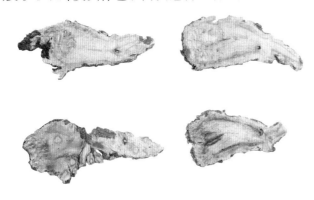

- 【来源产地】为列当科植物肉苁蓉 *Cistanche deserticola* Y. C. Ma 或管花肉苁蓉 *Cistanche tubulosa* (Schrenk) Wight 的干燥带鳞叶的肉质茎。肉苁蓉主产于内蒙古、新疆、甘肃、青海等地，以内蒙古、新疆、甘肃为道地。管花肉苁蓉产于新疆。
- 【性味功效】甘、咸，温。补肾阳，益精血，润肠通便。用于肾阳不足，精血亏虚，阳痿不孕，腰膝酸软，筋骨无力，肠燥便秘。
- 【用法用量】煎服，6~10g。
- 【品质要求】以条粗壮、密被鳞片、色棕褐、质柔润者为佳。

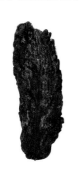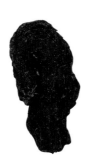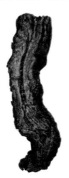

竹茹

- 【来源产地】为禾本科植物青秆竹 *Bambusa tuldoides* Munro、大头典竹 *Sinocalamus beecheyanus* (Munro) McClure var. *pubescens* P. F. Li 或淡竹 *Phyllostachys nigra* (Lodd.) Munro var. *henonis* (Mitf.) Stapf ex Rendle 的茎秆的干燥中间层。主产于长江流域和南方各省。
- 【性味功效】甘、微寒。清热化痰，除烦，止呕。用于痰热咳嗽，胆火挟痰，惊悸不宁，心烦失眠，中风痰迷，舌强不语，胃热呕吐，妊娠恶阻，胎动不安。
- 【用法用量】煎服，5~10g。
- 【品质要求】以色黄绿、丝均匀、细软有弹性者为佳。

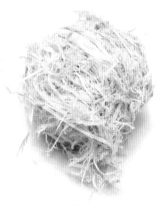

防己

- 【来源产地】为防己科植物粉防己 *Stephania tetrandra* S. Moore 的干燥根。秋季采挖，洗净，除去粗皮，晒至半干，切段，个大者再纵切，干燥。主产于浙江、安徽、湖北、江西等地。
- 【性味功效】苦，寒。祛风止痛，利水消肿。用于风湿痹痛，水肿脚气，小便不利，湿疹疮毒。
- 【用法用量】煎服，5~10g。
- 【品质要求】以质坚实、断面色白、粉性足者为佳。

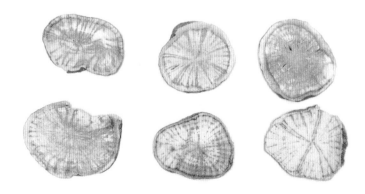

- •【来源产地】为菊科植物红花 *Carthamus tinctorius* L．的干燥花。主产于新疆、河南、浙江、四川。
- •【性味功效】辛，温。活血通经，散瘀止痛。用于闭经，痛经，恶露不行，癥瘕痞块，胸痹心痛，瘀滞腹痛，胸胁刺痛，跌仆损伤，疮疡肿痛。
- •【用法用量】煎服，3~10g。孕妇慎服。
- •【品质要求】以花片长、色鲜红、质柔软者为佳。

红花

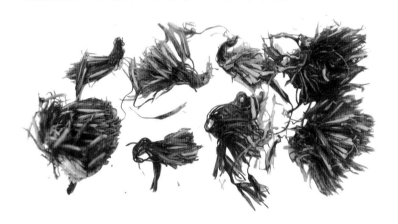

经 方 百 药

麦冬

- 【来源产地】为百合科植物麦冬 *Ophiopogon japonicus* (L. f) Ker-Gawl. 的干燥块根。主产于浙江、四川等地。

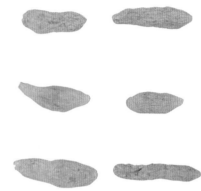

- 【性味功效】甘、微苦,微寒。养阴生津,润肺清心。用于肺燥干咳,阴虚痨嗽,喉痹咽痛,津伤口渴,内热消渴,心烦失眠,肠燥便秘。
- 【用法用量】煎服,6~12g。
- 【品质要求】以表面淡黄色、肥大、质柔者为佳。

麦芽

- 【来源产地】为禾本科植物大麦 *Hordeum vulgare* L. 的成熟果实经发芽干燥的规范炮制加工品。全国均产,自产自销。
- 【性味功效】**麦芽**,甘,平。行气消食,健脾开胃,回乳消胀。用于食积不消,脘腹胀痛,脾虚食少,乳汁郁积,乳房胀痛,肝郁胁痛。**生麦芽**,健脾和胃,疏肝行气。用于脾虚食少,乳汁郁积。**炒麦芽**,行气消食回乳。用于食积不消,妇女断乳。**焦麦芽**,消食化滞。用于食积不消,脘腹胀痛。

- 【用法用量】煎 服,10~15g;回乳炒用60g。
- 【品质要求】以干燥、色淡黄、粒大、饱满、有胚芽者为佳。

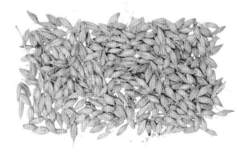

- 【来源产地】为毛茛科植物芍药 *Paeonia lactiflora* Pall. 或川赤芍 *Paeonia veitchii* Lynch 的干燥根。芍药主产于内蒙古。川赤芍主产于四川。
- 【性味功效】苦,微寒。清热凉血,散瘀止痛。用于热入营血,温毒发斑,吐血衄血,目赤肿痛,肝郁胁痛,闭经,痛经,癥瘕腹痛,跌仆损伤,痈肿疮疡。
- 【用法用量】煎服,6~12g。不宜与藜芦同用。
- 【品质要求】以外皮易脱落、皱纹粗而深、断面粉性大、质坚实者为佳。

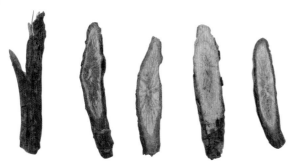

- 【来源产地】为瑞香科植物芫花 *Daphne genkvua* Sieb. et Zucc. 的干燥花蕾。春季花未开放时采收,除去杂质,干燥。主产于安徽、江苏、浙江、四川、山东等地。

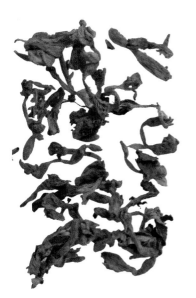

- 【性味功效】苦、辛,温;有毒。泻水逐饮;外用杀虫疗疮。用于水肿胀满,胸腹积水,痰饮积聚,气逆咳喘,二便不利;外治疥癣秃疮,痈肿,冻疮。
- 【用法用量】煎服,1.5~3g。外用适量。
- 【品质要求】以花蕾多而整齐、无破碎、淡紫色、花细小而未开放者为佳。

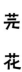

芥 子

- 【来源产地】为十字花科植物白芥 *Sinapis alba* L. 或芥 *Brassica juncea* (L.) Czern. et Coss. 的干燥成熟种子。白芥（白芥子）各地稀见栽培。芥（黄芥子）各地均产。

- 【性味功效】辛，温。温肺豁痰利气，散结通络止痛。用于寒痰咳嗽，胸胁胀痛，痰滞经络，关节麻木、疼痛，痰湿流注，阴疽肿毒。

- 【用法用量】煎服，3~9g。外用适量。

- 【品质要求】以个大、饱满、色白、纯净者为佳。

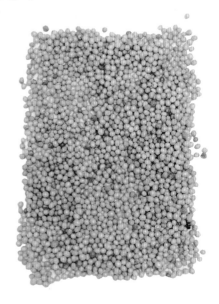

苍耳子

- 【来源产地】为菊科植物苍耳 *Xanthium sibiricum* Patr. 的干燥成熟带总苞的果实。产于全国各地，自产自销。

- 【性味功效】辛、苦，温；有毒。散风寒，通鼻窍，祛风湿。用于风寒头痛，鼻塞流涕，鼻衄，鼻渊，风疹瘙痒，湿痹拘挛。

- 【用法用量】煎服，3~10g。

- 【品质要求】以粒大、饱满、色棕黄者为佳。

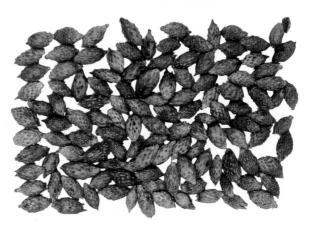

- 【来源产地】为睡莲科植物芡 *Euryale ferox* Salisb. 的干燥成熟种仁。主产于山东、江苏、安徽、湖南、湖北、四川等地。
- 【性味功效】甘、涩，平。益肾固精，补脾止泻，除湿止带。用于遗精滑精，遗尿尿频，脾虚久泻，白浊，带下。
- 【用法用量】煎服，9~15g。
- 【品质要求】以粒完整、饱满、断面白色、粉性足、无碎末者为佳。

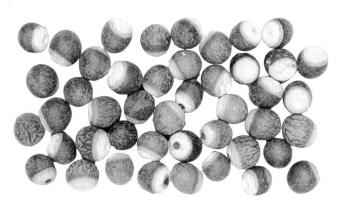

- 【来源产地】为杜仲科植物杜仲 *Eucommia ulmoides* Oliv. 的干燥树皮。主产于四川、陕西、湖北、河南、贵州、云南等地，以四川、陕西、贵州为道地。

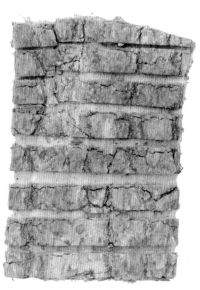

- 【性味功效】甘，温。补肝肾，强筋骨，安胎。用于肝肾不足，腰膝酸痛，筋骨无力，头晕目眩，妊娠漏血，胎动不安。
- 【用法用量】煎服，6~10g。
- 【品质要求】以皮厚、块大、去净粗皮、内表面暗紫色、断面丝多者为佳。

连翘

- 【来源产地】为木犀科植物连翘 *Forsythia suspense* (Thunb.) Vahl 的干燥果实。主产于山西、河南、陕西。

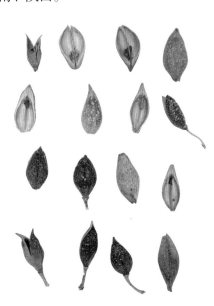

- 【性味功效】苦，微寒。清热解毒，消肿散结，疏散风热。用于痈疽，瘰疬，乳痈，丹毒，风热感冒，温病初起，温热入营，高热烦渴，神昏发斑，热淋涩痛。
- 【用法用量】煎服，6~15g。
- 【品质要求】青翘以色青绿、不开裂、无枝梗为佳；老翘以色黄、瓣大、壳厚、无种子者为佳。

吴茱萸

- 【来源产地】为芸香科植物吴茱萸 *Euodia rutaecarpa* (Juss.) Benth.、石虎 *Euodia rutaecarpa* (Juss.) Benth. var. *officinalis* (Dode) Huang 或疏毛吴茱萸 *Euodia rutaecarpa* (Juss.) Benth. var. *bodinieri* (Dode) Huang 的干燥近成熟果实。主产于广西、湖南、贵州、安徽。

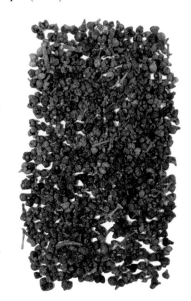

- 【性味功效】辛、苦，热；有小毒。散寒止痛，降逆止呕，助阳止泻。用于厥阴头痛，寒疝腹痛，寒湿脚气，呕吐吞酸，五更泄泻。
- 【用法用量】煎服，2~5g。外用适量。
- 【品质要求】以粒大、色棕黑者为佳。

牡丹皮

- 【来源产地】为毛茛科植物牡丹 *Paeonia suffruticosa* Andr. 的干燥根皮。主产于安徽、四川、重庆、湖南、河南、山东。
- 【性味功效】苦、辛，微寒。清热凉血，活血化瘀。用于热入营血，温毒发斑，吐血衄血，夜热早凉，无汗骨蒸，闭经，痛经，跌仆伤痛，痈肿疮毒。
- 【用法用量】煎服，6~12g。孕妇慎用。
- 【品质要求】以皮厚、断面色白、粉性足、香气浓、结晶物多者为佳。

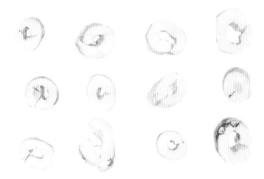

牡蛎

- 【来源产地】为牡蛎科动物长牡蛎 *Ostrea gigas* Thunberg、大连湾牡蛎 *Ostrea talienwhanensis* Crosse 或近江牡蛎 *Ostrea rivularis* Gould 的贝壳。我国沿海一带均有分布。
- 【性味功效】**牡蛎**，咸，微寒。重镇安神，潜阳补阴，软坚散结。用于惊悸失眠，眩晕耳鸣，瘰疬痰核，癥瘕痞块。**煅牡蛎**，收敛固涩，制酸止痛。用于自汗盗汗，遗精滑精，崩漏带下，胃痛吞酸。
- 【用法用量】煎服，9~30g，打碎先煎。外用适量。
- 【品质要求】药材以个大、整齐、内面光洁、色白者为佳。

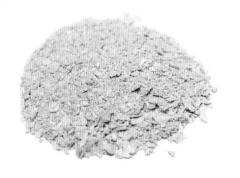

辛夷

- 【来源产地】为木兰科植物望春花 *Magnolia biondii* Pamp.、玉兰 *Magnolia denudata* Desr. 或武当玉兰 *Magnolia sprengeri* Pamp. 的干燥花蕾。望春花主产于河南。玉兰主产于安徽、江西、湖南。武当玉兰主产于湖北、四川。
- 【性味功效】辛，温。散风寒，通鼻窍。用于风寒头痛，鼻塞流涕，鼻鼽，鼻渊。
- 【用法用量】煎服，3~10g，包煎。外用适量。
- 【品质要求】以花蕾未开、身干而完整、内瓣紧密、色绿、无枝梗、香气浓者为佳。

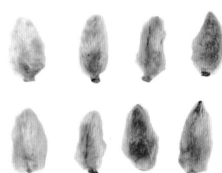

阿胶

- 【来源产地】为马科动物驴 *Equus asinus* L. 的干燥皮或鲜皮经煎煮、浓缩制成的固体胶。主产于山东、浙江。
- 【性味功效】甘，平。补血滋阴，润燥，止血。用于血虚萎黄，眩晕心悸，肌痿无力，心烦不眠，虚风内动，肺燥咳嗽，劳嗽咯血，吐血尿血，便血崩漏，妊娠胎漏。
- 【用法用量】烊化兑服，3~9g。
- 【品质要求】以胶色棕褐或黑褐而表面光泽、质硬而脆、断面光亮、无腥气者为佳。

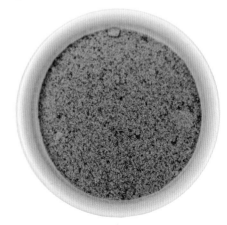

陈 皮

• 【来源产地】为芸香科植物橘 *Citrus reticulata* Blanco 及其栽培变种的干燥成熟果皮。栽培变种主要有茶枝柑 *Citrus reticulata* 'Chachi'（广陈皮）、大红袍 *Citrus reticulata* 'Da-hongpao'、福橘 *Citrus reticulata* 'Tangerina'。主产于广东、福建、广西、浙江、陕西等地。

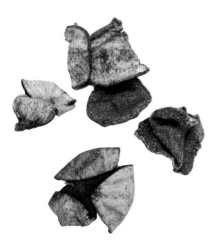

• 【性味功效】苦、辛，温。理气健脾，燥湿化痰。用于脘腹胀满，食少吐泻，咳嗽痰多。

• 【用法用量】煎服，3~10g。

• 【品质要求】以瓣大、完整、外皮色深红、内面白色、肉厚、油润、质柔软、气浓、辛香、味稍甜后感苦辛者为佳。

附 子

• 【来源产地】为毛茛科植物乌头 *Aconitum carmichaelii* Debx. 的子根的加工品。主产于四川、陕西，以四川江油为道地。

• 【性味功效】辛、甘，大热；有毒。回阳救逆，补火助阳，散寒止痛。用于亡阳虚脱，肢冷脉微，心阳不足，胸痹心痛，脘腹冷痛，肾阳虚衰，阳痿宫冷，阴寒水肿，寒湿痹痛。

• 【用法用量】煎服，3~15g，先煎，久煎。不宜与半夏、瓜蒌、瓜蒌子、瓜蒌皮、天花粉、贝母、白蔹、白及等同用。孕妇慎用。

• 【品质要求】黑顺片以片大，厚薄均匀、表面油润光泽者为佳；白附片以片大、色白、半透明者为佳。

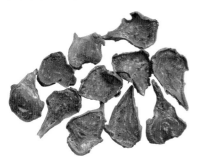

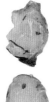

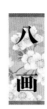

八画

青 蒿

- 【来源产地】为菊科植物黄花蒿 *Artemisia annua* L. 的干燥地上部分。产于全国大部分地区。
- 【性味功效】苦、辛,寒。清虚热,除骨蒸,解暑热,截疟,退黄。用于温邪伤阴,夜热早凉,阴虚发热,骨蒸劳热,暑邪发热,疟疾寒热,湿热黄疸。
- 【用法用量】煎服,6~12g,后下。
- 【品质要求】以身干、色青绿、质嫩、未开花、香气浓郁者为佳。

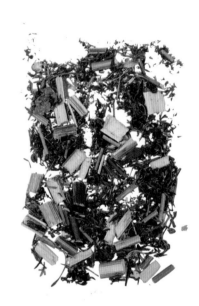

苦杏仁

- 【来源产地】为蔷薇科植物山杏 *Prunus armeniaca* L. var. *ansu* Maxim.、西伯利亚杏 *Prunus sibirica* L.、东北杏 *Prunus mandshurica* (Maxim.) Koehne 或杏 *Prunus armeniaca* L. 的干燥成熟种子。主产于我国东北、内蒙古、华北、西北、新疆及长江流域。
- 【性味功效】苦,微温;有小毒。降气止咳平喘,润肠通便。用于咳嗽气喘,胸满痰多,肠燥便秘。
- 【用法用量】煎服,5~10g,生品入煎剂后下。内服不宜过量,以免中毒。
- 【品质要求】以颗粒均匀、饱满肥厚、味苦、不泛油者为佳。

- 【来源产地】为百合科植物知母 *Anemarrhena asphodeloides* Bge. 的干燥根茎。主产于河北、山西、内蒙古和北京郊区，以河北易县为道地。
- 【性味功效】苦、甘，寒。清热泻火，滋阴润燥。用于外感热病，高热烦渴，肺热燥咳，骨蒸潮热，内热消渴，肠燥便秘。
- 【用法用量】煎服，6~12g。
- 【品质要求】以肥大、坚硬、断面黄白色者为佳。

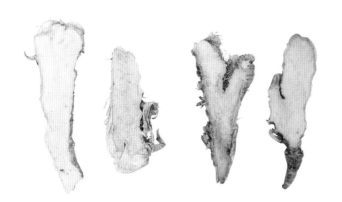

- 【来源产地】为泽泻科植物泽泻 *Alisma orientale* (Sam.) Juzep. 的干燥块茎。主产于四川灌县、崇庆，福建建瓯、建阳、浦城。
- 【性味功效】甘、淡，寒。利水渗湿，泄热，化浊降脂。用于小便不利，水肿胀满，泄泻尿少，痰饮眩晕，热淋涩痛。
- 【用法用量】煎服，6~10g。
- 【品质要求】以个大、坚实、色黄白、粉性足者为佳。

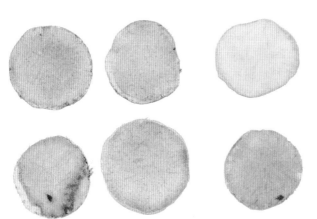

细辛

- 【来源产地】为马兜铃科植物北细辛 *Asarum heterotropoides* Fr. Schmidt var. *mandshuricum* (Maxim.) Kitag.、汉城细辛 *Asarum sieboldii* Miq. var. *seoulense* Nakai 或华细辛 *Asarum sieboldii* Miq. 的干燥根及根茎。北细辛主产于辽宁、吉林、黑龙江。汉城细辛主产于辽宁、吉林。华细辛主产于陕西、河南、四川、湖北、湖南、安徽。

- 【性味功效】辛，温。祛风散寒，通窍止痛，温肺化饮。用于风寒感冒，头痛，牙痛，鼻塞流涕，鼻衄，鼻渊，风湿痹痛，痰饮喘咳。

- 【用法用量】煎服，1~3g。散剂每次服 0.5~1g。外用适量。不宜与藜芦同用。

- 【品质要求】以根灰黄、叶绿、干燥、味辛辣而麻舌者为佳。

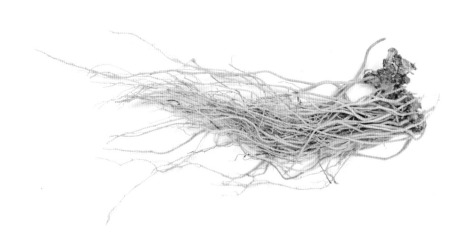

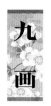

九画

荆芥

●【来源产地】为唇形科植物荆芥 *Schizonepeta tenuifolia* Briq. 的干燥地上部分。主产于河北、江苏、浙江、江西。

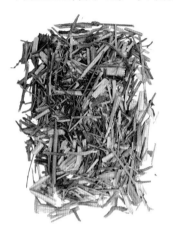

●【性味功效】荆芥、荆芥穗，辛，微温。解表散风，透疹，消疮。用于感冒，头痛，麻疹，风疹，疮疡初起。荆芥炭，辛、涩，微温。收敛止血。用于便血，崩漏，产后血晕。

●【用法用量】煎服，5~10g。

●【品质要求】以色淡黄绿、穗长而密、香气浓者为佳。

茵陈

●【来源产地】为菊科植物滨蒿 *Artemisia scoparia* Waldst. et Kit. 或茵陈蒿 *Artemisia capillaris* Thunb. 的干燥地上部分。滨蒿主产于安徽、江西、湖北、江苏、陕西。茵陈蒿主产于江苏、浙江、江西。

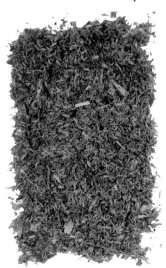

●【性味功效】苦、辛，微寒。清热利湿，利胆退黄。用于黄疸尿少，湿温暑湿，湿疮瘙痒。

●【用法用量】煎服，6~15g。外用适量，煎汤熏洗。

●【品质要求】以质嫩、绵软、灰绿色、毛如绒、香气浓者为佳。

茯苓

- 【来源产地】为多孔菌科真菌茯苓 *Poria cocos* (Schw.) Wolf 的干燥菌核。主产于广西、广东、云南、安徽、湖北、河南。
- 【性味功效】茯苓，甘、淡，平。利水渗湿，健脾，宁心。用于水肿尿少，痰饮眩悸，脾虚食少，便溏泄泻，心神不安，惊悸失眠。茯苓皮，甘、淡，平。利水消肿。用于水肿，小便不利。
- 【用法用量】茯苓，煎服，10~15g。茯苓皮，煎服，15~30g。
- 【品质要求】以断面白色细腻、粘牙力强者为佳。

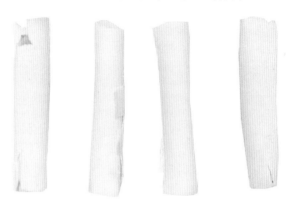

枳壳

- 【来源产地】为芸香科植物酸橙 *Citrus aurantium* L. 及其栽培变种的干燥未成熟果实。主产于湖南、重庆、江西，以江西樟树、湖南沅江、重庆万州为道地。
- 【性味功效】苦、辛、酸，微寒。理气宽中，行滞消胀。用于胸胁气滞，胀满疼痛，食积不化，痰饮内停，脏器下垂。
- 【用法用量】煎服，3~10g。孕妇慎用。
- 【品质要求】以外皮色棕褐、果肉厚、质坚硬、香气浓郁者为佳。

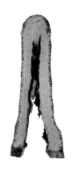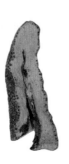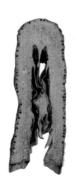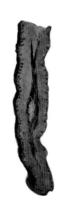

枳实

- 【来源产地】为芸香科植物酸橙 *Citrus aurantium* L. 及其栽培变种或甜橙 *Citrus sinensis* Osbeck 的干燥幼果。酸橙主产于湖南、重庆、江西。甜橙主产于广东、广西、四川、贵州。
- 【性味功效】苦、辛、酸，微寒。破气消积，化痰散痞。用于积滞内停，痞满胀痛，泻痢后重，大便不通，痰滞气阻，胸痹，结胸，脏器下垂。
- 【用法用量】煎服，3~10g。孕妇慎用。
- 【品质要求】以外皮色绿褐、果肉厚、质坚硬、香气浓者为佳。

栀子

- 【来源产地】为茜草科植物栀子 *Gardenia jasminoides* Ellis 的干燥成熟果实。主产于湖南、四川、江西。
- 【性味功效】**栀子、炒栀子**，苦，寒。泻火除烦，清热利湿，凉血解毒；外用消肿止痛。用于热病心烦，湿热黄疸，淋证涩痛，血热吐衄，目赤肿痛，火毒疮疡；外治扭挫伤痛。**焦栀子**，苦，寒。凉血止血。用于血热吐血，衄血，尿血，崩漏。

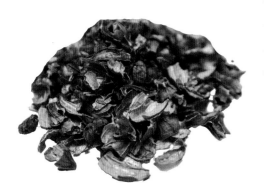

- 【用法用量】煎服，6~10g。外用生品适量，研末调敷。
- 【品质要求】以个小、完整、皮薄、饱满、色红黄者为佳。

厚朴

- 【来源产地】为木兰科植物厚朴 *Magnolia officinalis* Rehd. et Wils. 或凹叶厚朴 *Magnolia officinalis* Rehd. et Wils. var. *biloba* Rehd. et Wils. 的干燥干皮、根皮及枝皮。主产于四川、重庆、湖北、浙江、福建、湖南。
- 【性味功效】苦、辛，温。燥湿消痰，下气除满。用于湿滞伤中，脘痞吐泻，食积气滞，腹胀便秘，痰饮喘咳。
- 【用法用量】煎服，3~10g。
- 【品质要求】以皮厚、油性足、内表面紫棕色而有发亮结晶状物、香气浓者为佳。

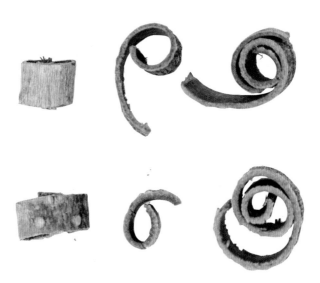

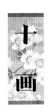

十画

秦皮

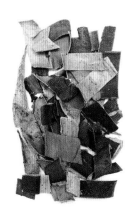

- 【来源产地】为木犀科植物苦枥白蜡树 *Fraxinus rhynchophylla* Hance、白蜡树 *Fraxinus chinensis* Roxb.、尖叶白蜡树 *Fraxinus szaboana* Lingelsh. 或宿柱白蜡树 *Fraxinus stylosa* Lingelsh. 的干燥枝皮或干皮。春、秋二季剥取，晒干。主产于陕西、河北、河南等地。

- 【性味功效】苦、涩，寒。清热燥湿，收涩止痢，止带，明目。用于湿热泻痢，赤白带下，目赤肿痛，目生翳膜。

- 【用法用量】煎服，6~12g。外用适量，煎洗患处。

- 【品质要求】以条长、外皮薄而光滑者为佳。

莱菔子

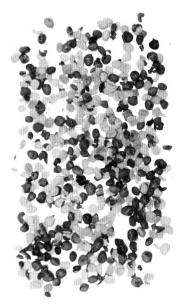

- 【来源产地】为十字花科植物萝卜 *Raphanus sativus* L. 的干燥成熟种子。全国各地均产。

- 【性味功效】辛、甘，平。消食除胀，降气化痰。用于饮食停滞，脘腹胀痛，大便秘结，积滞泻痢，痰壅喘咳。

- 【用法用量】煎服，5~12g。

- 【品质要求】以粒大、饱满、坚实、色红棕者为佳。

桂枝

- 【来源产地】为樟科植物肉桂 *Cinnamomum cassia* Presl 的干燥嫩枝。主产于广西、广东、云南。
- 【性味功效】辛、甘，温。发汗解肌，温通经脉，助阳化气，平冲降气。用于风寒感冒，脘腹冷痛，血寒经闭，关节痹痛，痰饮，水肿，心悸，奔豚。
- 【用法用量】煎服，3~10g。孕妇慎用。
- 【品质要求】以幼嫩、色棕红、气香者为佳。

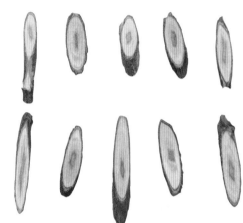

桃仁

- 【来源产地】为蔷薇科植物桃 *Prunus persica* (L.) Batsch 或山桃 *Prunus davidiana* (Carr.) Franch. 的干燥成熟种子。桃主产于四川、云南、贵州、陕西、山西、山东、河北、河南。山桃主产于四川、云南、陕西、山西、山东、河北。
- 【性味功效】苦、甘，平。活血祛瘀，润肠通便，止咳平喘。用于闭经，痛经，癥瘕痞块，肺痈，肠痈，跌打损伤，肠燥便秘，咳嗽气喘。
- 【用法用量】煎服，5~10g。孕妇慎用。
- 【品质要求】以颗粒饱满、整齐、不破碎者为佳。

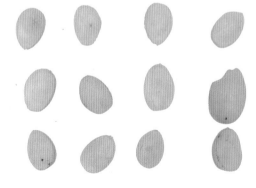

- 【来源产地】为伞形科植物柴胡 *Bupleurum chinense* DC. 或狭叶柴胡 *Bupleurum scorzonerifolium* Willd. 的干燥根。柴胡（北柴胡）主产于北京、河北、河南、陕西、甘肃、山西等地。狭叶柴胡（南柴胡）主产于黑龙江、吉林、辽宁、河北等地。
- 【性味功效】辛、苦，微寒。疏散退热，疏肝解郁，升举阳气。用于感冒发热，寒热往来，胸胁胀痛，月经不调，子宫脱垂，脱肛。
- 【用法用量】煎服，3~10g。
- 【品质要求】以条粗长、须根少者为佳。

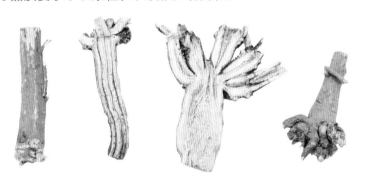

- 【来源产地】为鸢尾科植物射干 *Belamcanda chinensis* (L.) DC. 的干燥根茎。主产于湖北、河南、陕西，以湖北孝感、黄冈为道地。
- 【性味功效】苦，寒。清热解毒，消痰，利咽。用于热毒痰火郁结，咽喉肿痛，痰涎壅盛，咳嗽气喘。
- 【用法用量】煎服，3~10g。
- 【品质要求】以干燥、肥壮、断面色黄、无根须者为佳。

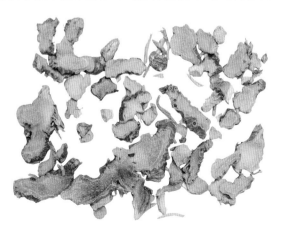

经 方 百 药

高良姜

- 【来源产地】为姜科植物高良姜 *Alpinia officinarum* Hance 的干燥根茎。主产于广东、海南、广西。
- 【性味功效】辛，热。温胃止呕，散寒止痛。用于脘腹冷痛，胃寒呕吐，嗳气吞酸。
- 【用法用量】煎服，3~6g。
- 【品质要求】以色红棕、气香味辣、分枝少者为佳。

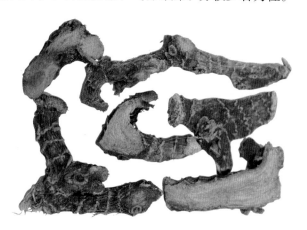

通草

- 【来源产地】为五加科植物通脱木 *Tetrapanax papyrifer* (Hook.) K. Koch 的干燥茎髓。主产于江苏、湖南、湖北、四川、浙江、安徽。
- 【性味功效】甘、淡，微寒。清热利尿，通气下乳。用于湿热淋证，水肿尿少，乳汁不下。
- 【用法用量】煎服，3~5g。孕妇慎用。
- 【品质要求】以条粗、色洁白、有弹性者为佳。

- 【来源产地】为桑科植物桑 *Morus alba* L. 的干燥根皮。主产于河南、安徽、重庆、四川、湖南、河北、广东，以河南、安徽产量大。
- 【性味功效】甘，寒。泻肺平喘，利水消肿。用于肺热喘咳，水肿胀满尿少，面目肌肤浮肿。
- 【用法用量】煎服，6~12g。
- 【品质要求】以色白、皮厚、粉性足者为佳。

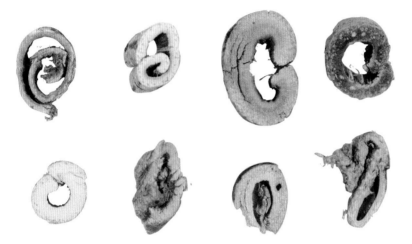

桑白皮

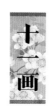

十一画

黄芩

- 【来源产地】为唇形科植物黄芩 *Scutellaria baicalensis* Georgi 的干燥根。主产于内蒙古、河北、山西。
- 【性味功效】苦，寒。清热燥湿，泻火解毒，止血，安胎。用于湿温、暑温，胸闷呕恶，湿热痞满，泻痢，黄疸，肺热咳嗽，高热烦渴，血热吐衄，痈肿疮毒，胎动不安。
- 【用法用量】煎服，3~10g。
- 【品质要求】以条长、质坚实、色黄者为佳。

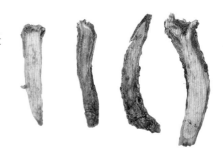

黄芪

- 【来源产地】为豆科植物蒙古黄芪 *Astragalus membranaceus* (Fisch.) Bge. var. *mongholicus* (Bge.) Hsiao 或膜荚黄芪 *Astragalus membranaceus* (Fisch.) Bge. 的干燥根。主产于内蒙古、山西、黑龙江等地。
- 【性味功效】**黄芪**，甘，微温。补气升阳，固表止汗，利水消肿，生津养血，行滞通痹，托毒排脓，敛疮生肌。用于气虚乏力，食少便溏，中气下陷，久泻脱肛，便血崩漏，表虚自汗，气虚水肿，血虚萎黄，久溃不敛。**炙黄芪**，甘，温。益气补中。用于气虚乏力，食少便溏。
- 【用法用量】煎服，9~30g。
- 【品质要求】以断面色黄白、有粉性者为佳。

• 【来源产地】为毛茛科植物黄连 *Coptis chinensis* Franch .、三角叶黄连 *Coptis deltoidea* C. Y. Cheng et Hsiao 或云连 *Coptis teeta* Wall. 的干燥根茎。黄连主产于四川、湖北、重庆，以重庆为道地。三角叶黄连主产于四川。云连主产于云南。

• 【性味功效】苦，寒。清热燥湿，泻火解毒。用于湿热痞满，呕吐吞酸，泻痢，黄疸，高热神昏，心火亢盛，心烦不寐，心悸不宁，血热吐衄，目赤，牙痛，消渴，痈肿疔疮；外治湿疹，湿疮，耳道流脓。

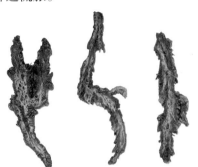

• 【用法用量】煎服，2~5g。外用适量。

• 【品质要求】以粗壮、坚实、断面红黄色者为佳。

• 【来源产地】为芸香科植物黄檗 *Phellodendron amurense* Rupr. 的干燥树皮。主产于辽宁、吉林、河北，以辽宁产量大。

• 【性味功效】**关黄柏**，苦，寒。清热燥湿，泻火除蒸，解毒疗疮。用于湿热泻痢，黄疸尿赤，带下阴痒，热淋涩痛，脚气痿躄，骨蒸劳热，盗汗，遗精，疮疡肿毒，湿疹湿疮。**盐关黄柏**，滋阴降火。用于阴虚火旺，盗汗骨蒸。

• 【用法用量】煎服，3~12g。外用适量。

• 【品质要求】以皮厚、断面色黄、嚼之有黏性者为佳。

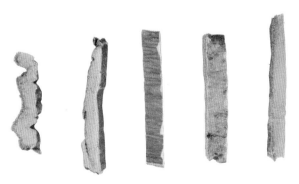

黄精

- 【来源产地】为百合科植物滇黄精 *Polygonatum kingianum* Coll. et Hemsl.、黄精 *Polygonatum sibiricum* Red. 或多花黄精 *Polygonatum cyrtonema* Hua 的干燥根茎。滇黄精主产于贵州、云南、广西等地。黄精主产于河北、陕西。多花黄精主产于浙江、四川、福建、安徽。
- 【性味功效】甘，平。补气养阴，健脾，润肺，益肾。用于脾胃气虚，体倦乏力，胃阴不足，口干食少，肺虚燥咳，劳嗽咯血，精血不足，腰膝酸软，须发早白，内热消渴。
- 【用法用量】煎服，9~15g。
- 【品质要求】以块大、肥润、色黄、断面透明者为佳。

菟丝子

- 【来源产地】为旋花科植物南方菟丝子 *Cuscuta australis* R. Br. 或菟丝子 *Cuscuta chinensis* Lam. 的干燥成熟种子。南方菟丝子主产于内蒙古。菟丝子主产于内蒙古、辽宁。
- 【性味功效】辛、甘，平。补益肝肾，固精缩尿，安胎，明目，止泻；外用消风祛斑。用于肝肾不足，腰膝酸软，阳痿遗精，遗尿尿频，肾虚胎漏，胎动不安，目昏耳鸣，脾肾虚泻；外治白癜风。
- 【用法用量】煎服，6~12g。外用适量。
- 【品质要求】以色灰黄、颗粒饱满者为佳。

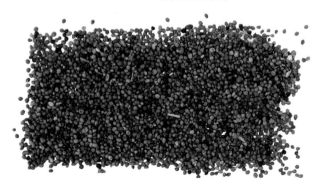

- 【来源产地】为多孔菌科真菌猪苓 *Polyporus umbellatus*（ Pers.）Fries 的干燥菌核。春、秋二季采挖，除去泥沙，干燥。主产于陕西、山西、河北、河南等地。
- 【性味功效】甘、淡，平。利水渗湿。用于小便不利，水肿，泄泻，淋浊，带下。
- 【用法用量】煎服，6~12g。
- 【品质要求】以个大、体结、质重、皮黑光亮、肉白、粉性多者为佳。

猪苓

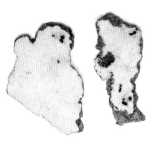
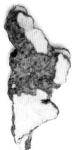
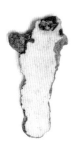

- 【来源产地】为麻黄科植物草麻黄 *Ephedra sinica* Stapf、中麻黄 *Ephedra intermedia* Schrenk et C. A. Mey. 或木贼麻黄 *Eph-edra equisetina* Bge. 的干燥草质茎。主产于内蒙古、山西、河北等地。

麻黄

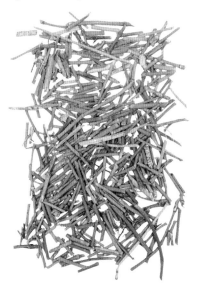

- 【性味功效】**麻黄**，辛，微苦，温。发汗散寒，宣肺平喘，利水消肿。用于风寒感冒，胸闷喘咳，风水浮肿。**蜜麻黄**，润肺止咳。多用于表证已解，气喘咳嗽。
- 【用法用量】煎服，2~10g。
- 【品质要求】以干燥、茎粗、淡绿色、内心充实、味苦涩者为佳。

旋覆花

●【来源产地】为菊科植物旋覆花 *Inula japonica* Thunb. 或欧亚旋覆花 *Inula Britannica* L. 的干燥头状花序。主产于河南、江苏、河北、浙江、安徽。

●【性味功效】苦、辛、咸，微温。降气，消痰，行水，止呕。用于风寒咳嗽，痰饮蓄结，胸膈痞满，咳喘痰多，呕吐噫气，心下痞硬。

●【用法用量】煎服，3~9g，包煎。

●【品质要求】以朵大、金黄色、有白绒毛、无枝梗者为佳。

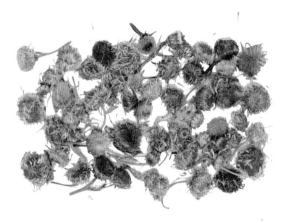

淡竹叶

●【来源产地】为禾本科植物淡竹叶 *Lophatherum gracile* Brongn. 的干燥茎叶。夏季未抽花穗前采割，晒干。主产于浙江、江苏、湖南、湖北等地。

●【性味功效】甘、淡，寒。清热泻火，除烦止渴，利尿通淋。用于热病烦渴，小便短赤涩痛，口舌生疮。

●【用法用量】煎服，6~10g。

●【品质要求】以叶多、色青绿者为佳。

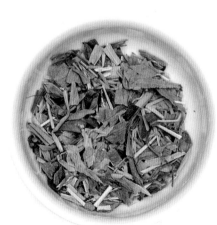

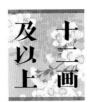

十二画及以上

款冬花

- 【来源产地】为菊科植物款冬 *Tussilago farfara* L. 的干燥花蕾。主产于四川、重庆、陕西、河北。
- 【性味功效】辛、微苦，温。润肺下气，止咳化痰。用于新久咳嗽，喘咳痰多，劳嗽咯血。
- 【用法用量】煎服，5~10g。
- 【品质要求】以朵大、色紫红、无花梗者为佳。

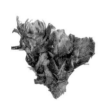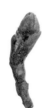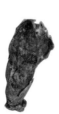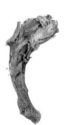

葛根

- 【来源产地】为豆科植物野葛 *Pueraria lobata* (Willd.) Ohwi 的干燥根。主产于湖南、河南、广东、浙江、四川、江西。

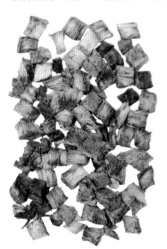

- 【性味功效】甘、辛，凉。解肌退热，生津止渴，透疹，升阳止泻，通经活络，解酒毒。用于外感发热头痛，项背强痛，口渴，消渴，麻疹不透，热痢，泄泻，眩晕头痛，中风偏瘫，胸痹心痛，酒毒伤中。
- 【用法用量】煎服，10~15g。
- 【品质要求】以块大、质坚实、色白、粉性足、纤维少者为佳。

葶苈子

- 【来源产地】为十字花科植物播娘蒿 *Descurainia sophia* (L.) Webb. ex Prantl. 或独行菜 *Lepidium apetalum* Willd. 的干燥成熟种子。播娘蒿（南葶苈子）主产于江苏、山东、安徽。独行菜（北葶苈子）主产于河北、北京、辽宁、内蒙古。
- 【性味功效】辛、苦，大寒。泻肺平喘，行水消肿。用于痰涎壅肺，喘咳痰多，胸胁胀满，不得平卧，胸腹水肿，小便不利。
- 【用法用量】煎服，3~10g，包煎。
- 【品质要求】以颗粒均匀、饱满充实、黄棕色、无杂质者为佳。

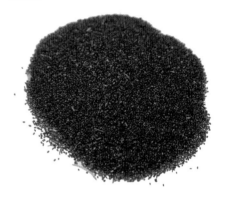

紫苏子

- 【来源产地】为唇形科植物紫苏 *Perilla frutescens* (L.) Britt. 的干燥成熟果实。全国各地广泛栽培。主产于湖北、河南、山东、江西、浙江、重庆、河北、黑龙江等地，以湖北产量最大。
- 【性味功效】辛，温。降气化痰，止咳平喘，润肠通便。用于痰壅气逆，咳嗽气喘，肠燥便秘。
- 【用法用量】煎服，3~10g。
- 【品质要求】以颗粒饱满、均匀、灰棕色、无杂质者为佳。

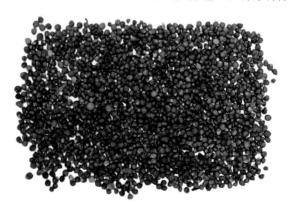

紫苏叶

- 【来源产地】为唇形科植物紫苏 *Perilla frutescens* (L.) Britt. 的干燥叶（或带嫩枝）。主产于湖北、河南、山东、江西、浙江、河北、黑龙江。
- 【性味功效】辛，温。解表散寒，行气和胃。用于风寒感冒，咳嗽呕恶，妊娠呕吐，鱼蟹中毒，脾胃气滞，胸脘胀满。
- 【用法用量】煎服，5~10g，不宜久煎。
- 【品质要求】以叶大、色紫、不碎、香气浓、无杂质者为佳。

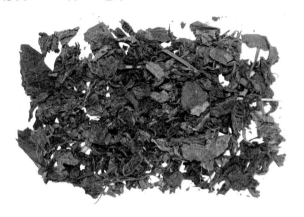

紫菀

- 【来源产地】为菊科植物紫菀 *Aster tataricus* L. f. 的干燥根和根茎。春、秋二季采挖，除去有节的根茎（习称"母根"）和泥沙，编成辫状晒干，或直接晒干。主产于河北、内蒙古和东北三省。

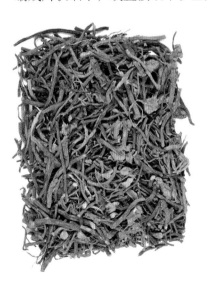

- 【性味功效】辛、苦，温。润肺下气，消痰止咳。用于痰多喘咳，新久咳嗽，劳嗽咯血。
- 【用法用量】煎服，5~10g。
- 【品质要求】以无杂质、根长、色紫红、质柔韧者为佳。

滑石

- 【来源产地】为硅酸盐类矿物滑石族滑石，主含含水硅酸镁 [Mg$_3$(Si$_4$O$_{10}$)(OH)$_2$] 采挖后，除去泥沙和杂石。
- 【性味功效】甘、淡，寒。利尿通淋，清热解暑；外用祛湿敛疮。用于热淋，石淋，尿热涩痛，暑湿烦渴，湿热水泻；外治湿疹，湿疮，痱子。
- 【用法用量】煎服，10~20g，包煎。外用适量。

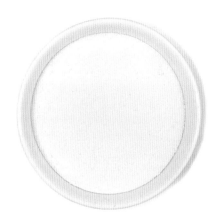

蜂房

- 【来源产地】为胡蜂科昆虫果马蜂 *Polistes olivaceous* (DeGeer) 日本长脚胡蜂 *Polistes japonicus* Saussure 或异腹胡蜂 *Parapolybia varia* Fabricius 的巢。秋、冬二季采收，晒干，或略蒸，除去死蜂死蛹，晒干。
- 【性味功效】甘，平。攻毒杀虫，祛风止痛。用于疮疡肿毒，乳痈，瘰疬，皮肤顽癣，鹅掌风，牙痛，风湿痹痛。

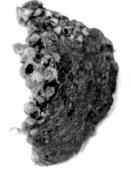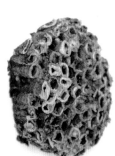

- 【用法用量】煎服，3~5g。外用适量，研末油调敷患处，或煎水漱，或洗患处。

• 【来源产地】为棕榈科植物槟榔 *Areca catechu* L. 的干燥成熟种子。生于热带地区。栽培于海南、台湾、云南等地。

• 【性味功效】**槟榔、炒槟榔**，苦、辛，温。杀虫，消积，行气，利水，截疟。用于绦虫病、蛔虫病，姜片虫病，虫积腹痛，积滞泻痢，里急后重，水肿脚气，疟疾。**焦槟榔**，苦、辛，温。消食导滞。用于食积不消，泻痢后重。

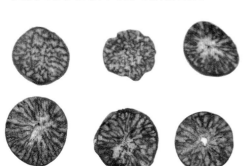

• 【用法用量】煎服，3~10g；驱绦虫、姜片虫用槟榔或炒槟榔30~60g。

• 【品质要求】以个大、质坚、体重、断面色鲜艳者为佳。

• 【来源产地】为鼠李科植物酸枣 *Ziziphus jujube* Mill. var. *spinosa* (Bunge) Hu ex H. F. Chou 的干燥成熟种子。主产于河北、山东、河南。

• 【性味功效】甘、酸，平。养心补肝，宁心安神，敛汗，生津。用于虚烦不眠，惊悸多梦，体虚多汗，津伤口渴。

• 【用法用量】煎服，9~15g。

• 【品质要求】以粒大饱满、外皮紫红、不破壳、种仁色白、无虫蛀、无核壳者为佳。

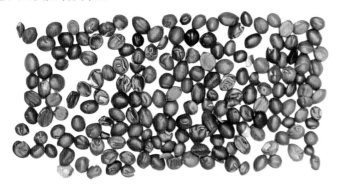

僵蚕

- •【来源产地】为蚕蛾科昆虫家蚕 *Bombyx mori* Linnaeus 4~5 龄的幼虫感染（或人工接种）白僵菌 *Beauveria bassiana* (Bals.) Vuillant 而致死的干燥体。主产于江苏、浙江、四川、广东。
- •【性味功效】咸，辛，平。息风止痉，祛风止痛，化痰散结。用于肝风夹痰，惊痫抽搐，小儿惊急，破伤风，中风口喝，风热头痛，目赤咽痛，风疹瘙痒，痄腮。
- •【用法用量】煎服，5~10g。
- •【品质要求】以条直、肥壮、质坚、色白、断面光亮者为佳。

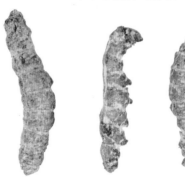

薤白

- •【来源产地】为百合科植物小根蒜 *Allium macrostemon* Bge. 或薤 *Allium chinense* G. Don 的干燥鳞茎。小根蒜主产于黑龙江、吉林、辽宁、河北、江苏、湖北。薤主产于江苏、四川、贵州、湖北。
- •【性味功效】辛、苦，温。通阳散结，行气导滞。用于胸痹心痛，脘腹痞满胀痛，泻痢后重。
- •【用法用量】煎服，5~10g。
- •【品质要求】以身干、体重、个大、质坚、黄白色、半透明者为佳。

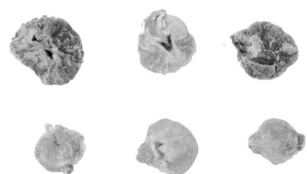

- 【来源产地】为禾本科植物薏苡 *Coix lacryma-jobi* L. var. *mayuen* (Roman.) Stapf 的干燥成熟种仁。主产于福建、河北、辽宁。
- 【性味功效】甘、淡，凉。利水渗湿，健脾止泻，除痹，排脓，解毒散结。用于水肿，脚气，小便不利，脾虚泄泻，湿痹拘挛，肺痈，肠痈，赘疣，癌肿。
- 【用法用量】煎服，9~30g。孕妇慎用。
- 【品质要求】以粒大、饱满、色白、完整者为佳。

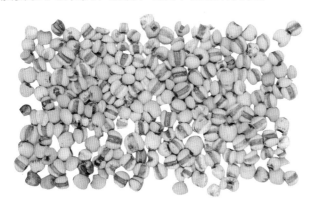

- 【来源产地】为石竹科植物瞿麦 *Dianthus superbus* L. 或石竹 *Dianthus chinensis* L. 的干燥地上部分。全国大部分地区都有分布，主产于河北、河南、辽宁、江苏等地。
- 【性味功效】苦，寒。利尿通淋，活血通经。用于热淋，血淋，石淋，小便不通，淋沥涩痛，经闭瘀阻。
- 【用法用量】煎服，9~15g。孕妇慎用。
- 【品质要求】以花未开放、青绿色、干燥、无根者为佳。

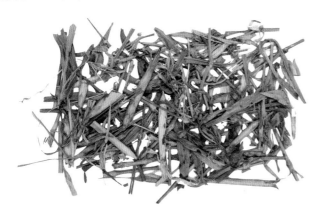

鳖甲

- 【来源产地】为鳖科动物鳖 *Trionyx sinensis* Wiegmann 的背甲。主产于湖北、安徽、江苏、河南等地。
- 【性味功效】咸，微寒。滋阴潜阳，退热除蒸，软坚散结。用于阴虚发热，骨蒸劳热，阴虚阳亢，头晕目眩，虚风内动，闭经，癥瘕，久疟疟母。
- 【用法用量】煎服，9~24g，先煎。
- 【品质要求】以个大、甲厚、洁净无腐肉者为佳。

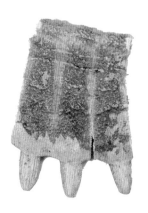
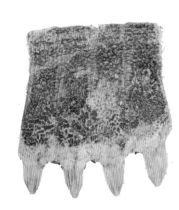